図解 眠れなくなるほど面白い

栄養素の話

管理栄養士
牧野直子
Naoko Makino

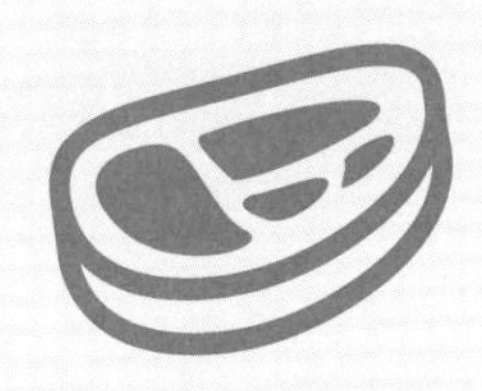
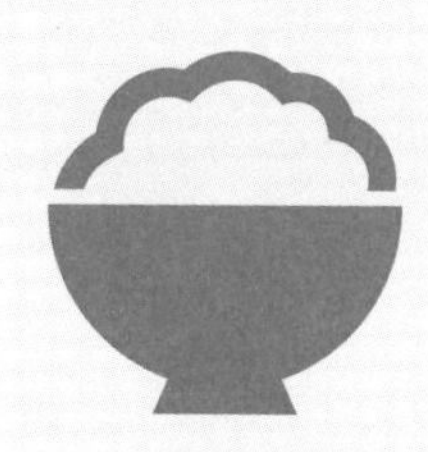
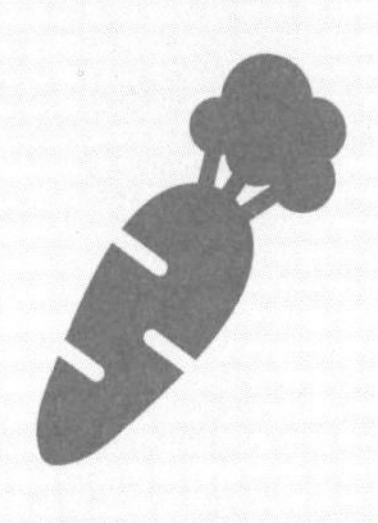

日本文芸社

はじめに

みなさんは「栄養素」といえば何を連想しますか？
私たちの健康を維持するために必要な栄養素にはたんぱく質、炭水化物、ビタミン、脂質、ミネラル……など実にたくさんの種類があります。

最近、糖質を制限するダイエット法や健康法がブームになっていますが、糖質も重要な栄養素のひとつ。無駄な栄養素など管理栄養士の視点からはひとつもなく、ダイエット目的で闇雲に糖質をカットすることはおすすめできません。

栄養をとるときに覚えていただきたいのはバランス。1種類だけでは、いくら栄養価が高くても、うまく体に吸収することは困難です。それは、栄養素が歯車のひとつひとつだとしたら、1枚では意味を持たず、全体がうまくかみ合って動き出したとき、大きな意味を持つことと同じです。

本書では、そういった栄養素の働きをはじめ、栄養価が上がる調理法や栄養をロスしない野菜の食べ方、組み合わせたい食材など毎日の食事に役立つ情報も紹介しています。

栄養の正しい知識を深めて、健康で活き活きとした生活を送るお手伝いができれば嬉しいです。

管理栄養士　牧野直子

第3章　栄養素を逃さない最強調理法

第1章

知って得する「栄養素」の話

栄養素を知って自分と家族を超健康に

生命を守り健康を保つ「五大栄養素」

私たちは何のためにものを食べるのでしょうか。最大の目的はもちろん生命を維持するためですが、食の目的はそれだけではないはずです。様々な味、香り、色、食感の食べ物を通して、食べることを楽しみ、より健康で豊かに生きるために、私たちは日々食べているのです。

生き物が生命を維持するために必要な物質を、体の外からとり入れて利用する一連の営みのことを「栄養」といいます。そして、食べ物に含まれる物質のうち、生命活動に深く関わるものを「栄養素」と呼んでいます。

栄養素のなかでも、**体を動かすエネルギー源になったり、体をつくる材料になったりするのが、「炭水化物（糖質）」「脂質」「たんぱく質」**です。私たちが生きるうえで絶対不可欠な栄養素であることから、「三大栄養素」と呼ばれています。

ここに、**ほかの栄養素の働きを助け、体の調子を整える「ビタミン」と「ミネラル」の2つを加えたものが「五大栄養素」で、それぞれの栄養素が互いに機能し合うことによって、スムーズな生命活動が営まれています。**

ほかにも、炭水化物の一種である「食物繊維」や、病気に負けない体をつくる「フィトケミカル」、そして腸から全身の健康を支える「乳酸菌」など、様々な成分や物質によって私たちの健康は維持されているのです。

五大栄養素の種類と働き

五大栄養素

三大栄養素

炭水化物

人が消化できる「糖質」と消化できない「食物繊維」の総称。ブドウ糖に分解され、主要なエネルギー源となる。

食物繊維

糖質

たんぱく質

肝臓でアミノ酸に分解され、筋肉や臓器、血液などをつくるもととなる。大きく動物性と植物性に分かれる。

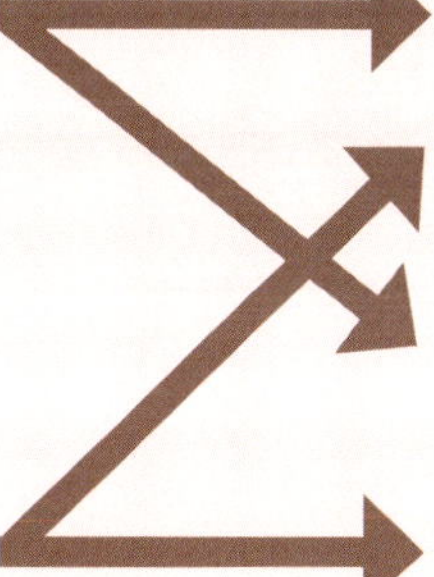

脂質

体内で効率よくエネルギーを生み出し、ホルモンや神経組織をつくり、健康を維持する。

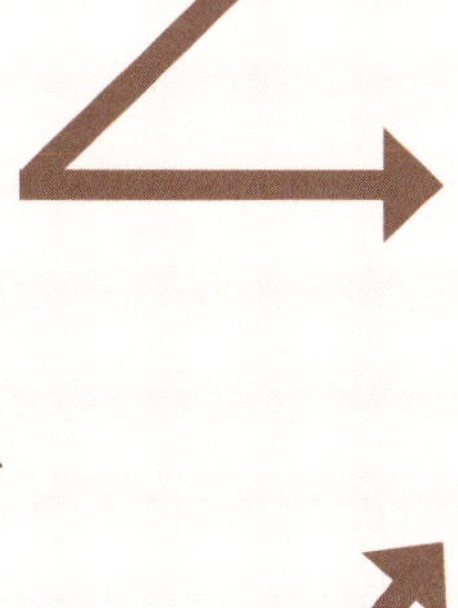

微量栄養素

ビタミン

脂溶性と水溶性があり、三大栄養素の働きを助ける。体内ではほとんどつくられない。

ミネラル

「無機質」とも呼ばれ、骨や歯の形成や体内の水分量の調整など行うが、過剰に摂取すると不調をきたす。

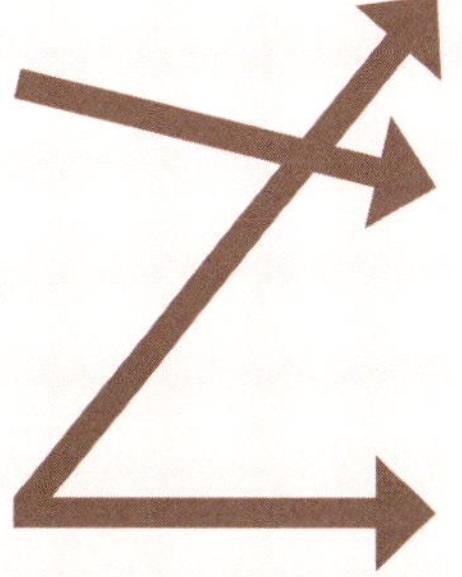

エネルギー源になる

糖質とたんぱく質は1gあたり4kcal、脂質は9kcal、食物繊維は2kcalのエネルギーになる。

体の組織をつくる

皮膚や酵素、ホルモンなど体の様々な部分をつくる。なかでもたんぱく質は体の全ての形成に関わる。

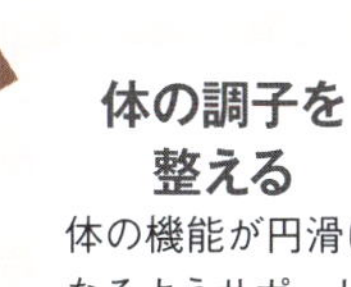

体の調子を整える

体の機能が円滑になるようサポート。筋肉の収縮、皮膚や内臓の代謝などに欠かせない。

それホントに正しいの？
栄養にまつわる恐い都市伝説

情報に踊らされない正しい知識を

健康や美容への意識が高まっている現代。メディアでは日々「○○を食べてやせる！」「○○でがん予防」など、様々な健康情報が取り上げられています。しかし、それらのなかには、**科学的根拠のはっきりしないものや、インターネットやSNSで広がった半ば都市伝説のような、信ぴょう性の低い情報も含まれています。**

たとえば、いま話題となっている糖質制限ダイエット。「ごはんさえ食べなければ、肉はどれだけ食べてもOK」という情報を目にすることがあります。第2章以降でも触れますが、糖質（ごはん）を控えれば体脂肪が減るのは理論としては間違っていません。しかし、**「肉はどれだけ食べてもOK」というのは大きな誤解。肉のとり過ぎは血中の中性脂肪や悪玉コレステロールを増やしたり、肝臓や腎機能に負担をかけるおそれがある**ためです。にも関わらず、この情報ではそうした重大リスクが完全に無視されてしまっています。このようにメリットだけが強調された情報を鵜呑みにすることは、とても危険なことなのです。

怪しい健康情報に踊らされないためにも、まずは栄養に関する正しい知識を得る必要があります。栄養素の働きや適切な摂取量について、知っておくべき事実を確認したうえで、自ら情報を取捨選択し活用することが重要です。

曖昧な情報の過信は禁物

過信
肉なら、
いくら食べても
OK♪

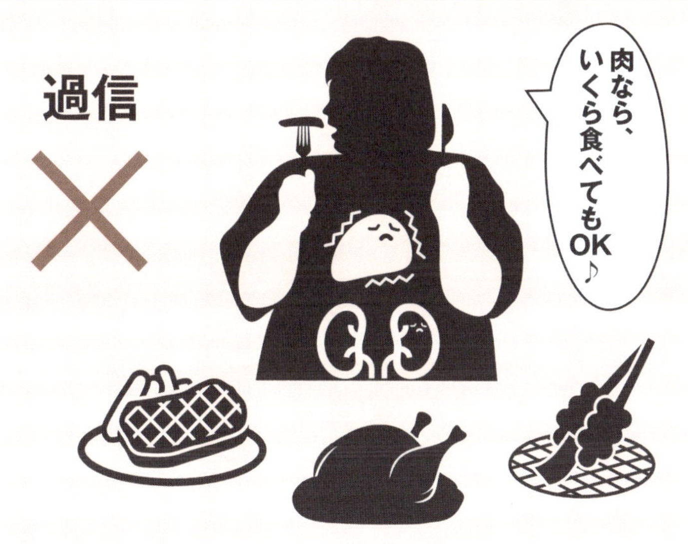

糖質制限において、肉はどれだけ食べても太らない、などといわれていますが、この言葉を鵜呑みにして肉ばかり大量に食べていると、血中脂質を増やしたり、肝臓や腎臓に大きな負担がかかり、機能が悪化する恐れも。

正しい知識を
身につけましょう
栄養学

情報のプラスの面ばかり捉えて、自己流の食べ方をするのは危険です。しっかりとした知識を身につけましょう。

カロリー過多で栄養不足!? 新型栄養失調にご注意

偏った食生活の見直しを

街へ出れば24時間、食べ物が手に入るこの時代に、特に**若い世代の間で栄養不足に陥る人が増えているという驚きの報告があります。**食生活が豊かになった現代で、なぜこのような問題が起こっているのでしょうか。**コンビニやファストフードばかりに頼る食生活では、どうしても糖質と脂質をとり過ぎる傾向にあります。**このため、たんぱく質やビタミン、ミネラルが不足し、「カロリーはとっているのに栄養不足」という状態を引き起こしてしまうのです。

例えば、「ビタミンB_1」は、糖質をエネルギーに変えるときに働く栄養素です。糖質に偏った食生活では、常に多くのビタミンB_1が消費されるため不足しがちになります。そのため糖質からエネルギーがつくれず、疲れやすくなったり、頭がぼんやりしたりといった症状が現れるのです。ほかにも、目の細胞に働きかける「ビタミンA」が不足すると「夜盲症」に、赤血球の材料となる「鉄」が不足すると「貧血」に、骨をつくる「カルシウム」の不足は「骨粗しょう症」を引き起こします。

食糧難によるかつての栄養失調とは異なる原因で起こるため、**「新型栄養失調」「隠れ栄養失調」などと呼ばれる現代の栄養不足。本当の意味で豊かな食生活を送れるよう、偏った食事や栄養バランスの見直しを行いましょう。**

ビタミン・ミネラルの欠乏症

現代人の食生活は、欧米型の食事が定着し、ビタミン、ミネラルが不足しがちです。これらの栄養素のいくつかをピックアップし、不足するとどういった症状が出るのか、またその栄養素が豊富な食べ物を紹介します。

ビタミンA

欠乏すると……

角膜乾燥症（乳幼児期）
夜盲症
成長障害（成長期）
感染症にかかりやすくなるなど

これを食べよう

にんじん
モロヘイヤ　うなぎ
レバー　バター

ビタミンB_1

欠乏すると……

脚気
ウェルニッケ脳症
疲れやすいなど

これを食べよう

豚肉
玄米　たらこ
海苔　うなぎ

ビタミンC

欠乏すると……

壊血症
歯茎からの出血など

これを食べよう

キウイ
赤ピーマン　カブの葉
レモン

鉄

欠乏すると……

鉄欠乏性貧血
運動機能や認知機能の低下
無力感など

これを食べよう

ほうれん草
卵黄　パセリ
モロヘイヤ　煮干し

カルシウム

欠乏すると……

骨粗しょう症など

これを食べよう

チーズ
牛乳　ほうれん草
煮干し　小松菜
大豆製品

亜鉛

欠乏すると……

味覚異常
免疫力低下
男性の性能力低下など

これを食べよう

カキ
レバー　うなぎ
牛赤身肉

最強の栄養バランスとは？

主食・主菜・副菜の「3つのお皿」が基本

私たちは一体1日にどのくらいの栄養素をとればいいのでしょうか。厚生労働省が発表する「日本人の食事摂取基準」には、年代・性別ごとに1日に必要な栄養素の摂取量が示されています。「推奨量」「目安量」「目標量」のほか、過剰摂取が問題となる栄養素については「耐容上限量」も定められています。健康維持や生活習慣病予防のために、何をどれだけ食べたらよいかの目安となります。

とはいえ、毎日の食事では、これらの数値ひとつひとつに目を光らせる必要はありません。栄養バランスを整えるコツさえ知っておけば、必要な栄養素を偏りなく摂取できるからです。そのコツとは、**「主食」「主菜」「副菜」の「3つのお皿」を揃えて献立を組むこと**。ごはんやパンなどの主食では炭水化物を、肉や魚、大豆製品などの主菜ではたんぱく質と脂質を、野菜やいも、海藻などの副菜ではビタミンとミネラルなど、**3つのお皿を揃えるだけで、体に不可欠な五大栄養素をまんべんなくカバーできるのです**。

より実践的な献立づくりには、栄養素の働きによって食品を6つに分類した「6つの基礎食品群」（P.17表1）、具体的な食品を主食、主菜、副菜、牛乳・乳製品、果物に分類し、1日の摂取量を単位で示した「食事バランスガイド」（農林水産省HP参照）も参考になります。

6つの基礎食品群

各食品群から1、2品ずつ、1日30品目とるようにすると栄養のバランスがよくなります。

赤群
主に血や肉をつくるもとになる

1群 たんぱく質が多く筋肉や血液、骨をつくる

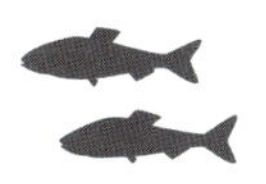

魚、肉、卵、大豆製品

2群 カルシウムが多く、骨や歯をつくる

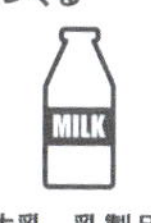

牛乳、乳製品、海藻、小魚

緑群
主に体の調子を整えるもとになる

3群 ビタミンAが多く、皮膚や粘膜を守る

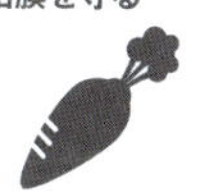

緑黄色野菜

4群 ビタミンCやミネラルが多く､体の調子を整える

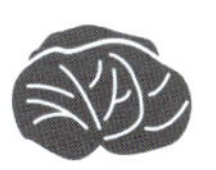

単色野菜、果物

黄群
主にエネルギーのもとになる

5群 炭水化物が多く、エネルギーのもとになる

米、パン、麺類、いも類、砂糖類

6群 脂質が多く、エネルギーのもとになる

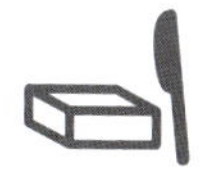

油脂、脂肪の多い食品

表1

お弁当にすると……

理想のバランスは……

主食：副菜：主菜＝3：2：1

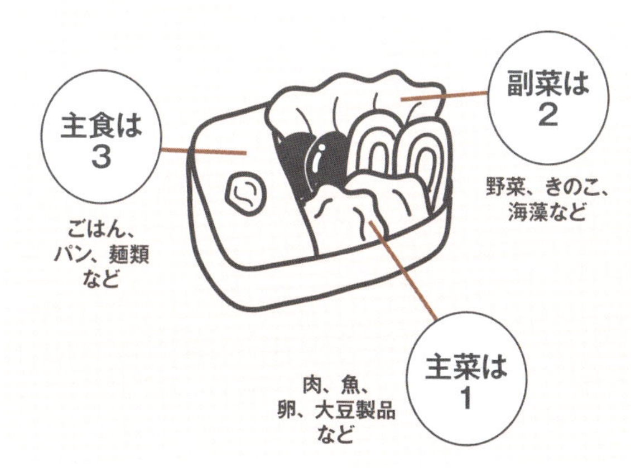

主食、副菜、主菜は基本的に一品ずつにして適量を守るようにしましょう。主材料や料理法が重ならないようにすると、バランスが取りやすくなります。

コラム

こんなときは何が効く？

女性に多い不調編

Q1. 特に生理中は意識してとりたい
貧血に効くのは？

A レバニラ炒め vs. B アサリの酒蒸し

answer B

貧血には鉄が豊富なレバーが定番ですが、苦手な人が多いうえ、調理も少し大変。そんなときはあさりやしじみがおすすめ。貝類には鉄と造血のビタミンと呼ばれるビタミンB_{12}も含まれており貧血に最適です。

Q2. 体温を上げて健康に
冷え性に効くのは？

A 野菜カレー vs. B しょうが紅茶

answer B

カレーを食べると汗がたくさん出て一時的に体はぽかぽかに。でも汗がひいた後は逆に体が冷えてしまうことも。体を温め、代謝アップを促進させるにはしょうがが◎。チューブのしょうがなら気軽に使えます。

Q3. できればイライラしたくない！
イライラを抑えるには？

A 冷奴 vs. B 牛乳

answer A

イライラしたときはカルシウムがよいとはよくいいますが、実はマグネシウムも必要。豆腐などの大豆製品ならカルシウムとマグネシウムをいっぺんにとることができ、一品で効率よく摂取できます。

第2章

栄養素の真実

子どもの頃やせていた人は大人になっても太らない？

脂肪細胞の数が多いほど肥満に

幼児期の生活習慣が、将来の太りやすさに大きく関わっていることをご存じでしょうか。**そもそも肥満とは、人間の体に脂肪を蓄積させる「脂肪細胞」の数が増えたり、肥大したりすることで引き起こされます**。そして脂肪細胞の数は、ほぼ3歳までに決まると考えられています。幼児期に余分な栄養をとり過ぎると脂肪細胞の数は急速に増大し、その数はやせても減ることはありません。つまり、**幼児期に太っているということはそれだけ脂肪細胞の数が多いということで、大人になっても太りやすい体質であることを意味している**のです。「子どもだからいくら食べても大丈夫」というのは大きな誤解。肥満は様々な生活習慣病を引き起こす原因にもなります。成長期こそバランスのよい食生活や適度な運動習慣を心がけ、脂肪細胞を増やし過ぎないようにすることが、将来の健康のためにも重要なのです。

一方で、幼児期にやせていた人でも油断はできません。最近の研究によると、食べ過ぎや運動不足により脂肪が溜まり続けると、**大人であっても新しく脂肪細胞がつくられてしまうことがわかってきたのです**。子どもの頃の体形に関わらず、運動不足やエネルギー過多の生活習慣が続けば脂肪細胞が増え、太りやすい体質へと変わってしまうおそれは十分にあります。

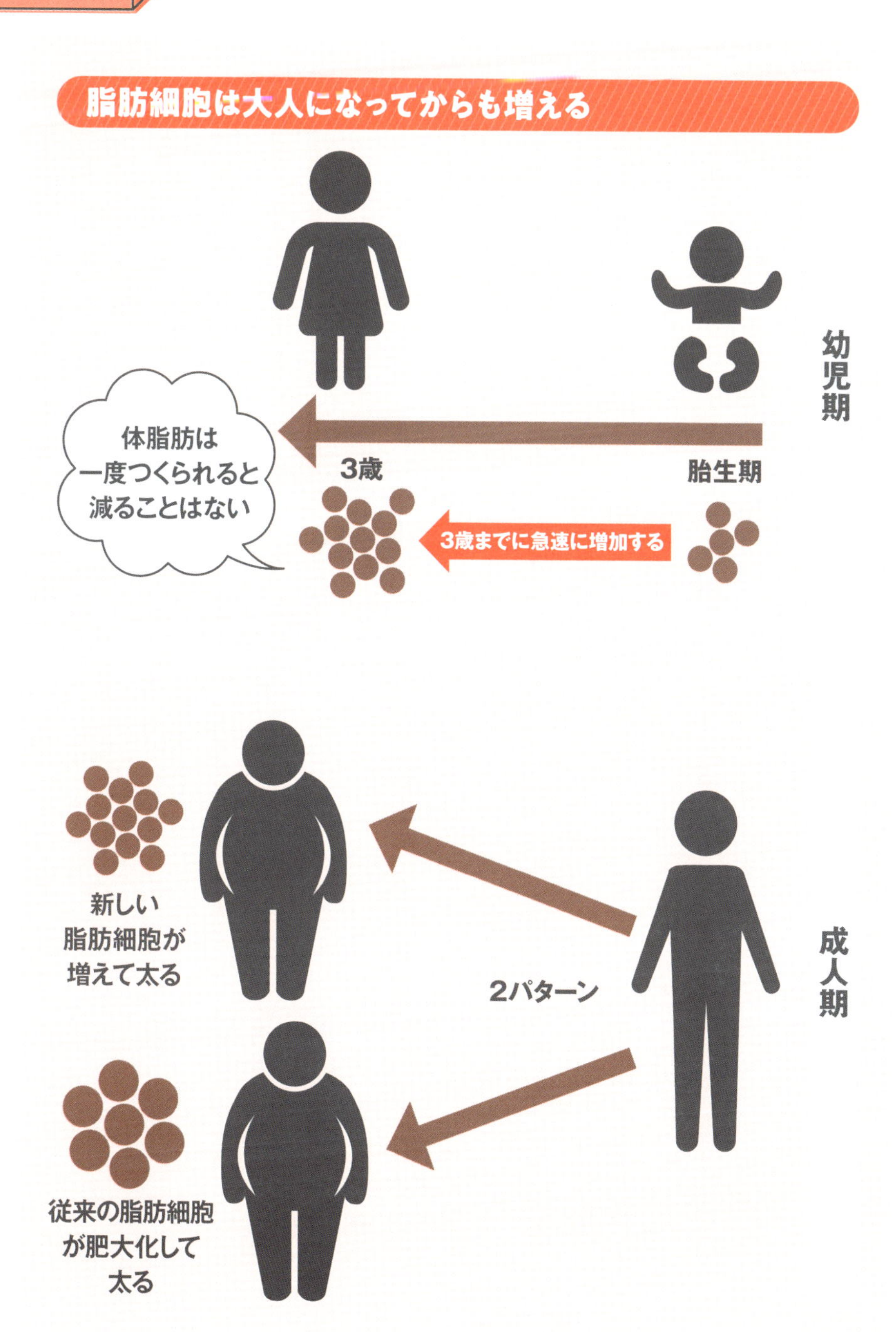
脂肪細胞は大人になってからも増える
幼児期
体脂肪は
一度つくられると
減ることはない
3歳
胎生期
3歳までに急速に増加する
新しい
脂肪細胞が
増えて太る
成人期
2パターン
従来の脂肪細胞
が肥大化して
太る

親が肥満なら子どもも肥満？ 太りやすさと遺伝の関係

肥満の原因は遺伝より生活習慣にあり

前述のとおり、肥満には脂肪細胞の数が大きく関わっていますが、太ってしまう原因はほかにもいくつかあります。よくいわれるのが親から子への「遺伝」です。たしかに、親から子へと太りやすい体質が受け継がれることはあります。例えば、親が摂取したエネルギーを代謝しにくい体質である場合、それが子どもにも遺伝して太りやすい体質になってしまう可能性は十分に考えられます。しかし、このような**遺伝が必ずしも子どもの肥満に直結するとは限りません**。特に親も子も同じように太っているような場合は、遺伝よりも**環境＝生活習慣に原因があると考えるのが自然**です。普段から外食やお惣菜に頼りがちだったり、子どもが好きなだけおやつに手を伸ばせる環境だったりといった、乱れた食生活になっていないでしょうか。さらに、家族の休日の団らんといえば家でごろごろテレビやゲームがお決まりで、運動不足が重なってはいないでしょうか。大人も子どももこのような生活習慣が当たり前になっているとすれば、体質や遺伝に関係なく、家族揃って肥満に悩まされるのも無理はありません。

肥満の原因を体質や遺伝と決めつけるのはNG！　まずは親である自分自身の食生活やライフスタイルのなかに肥満になるスイッチがないか、冷静に見つめ直すことが大切です。

どうして肥満になるのか?

肥満になる図式

消費エネルギー<摂取エネルギー
1日の消費kcal 1,800kcal
一日の摂取kcal 2,500kcal

肥満

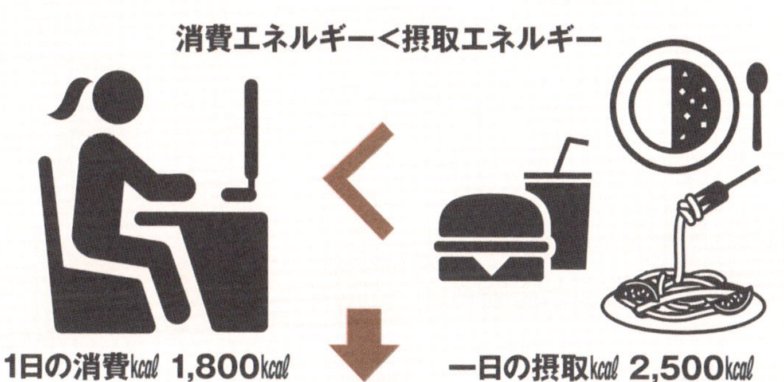

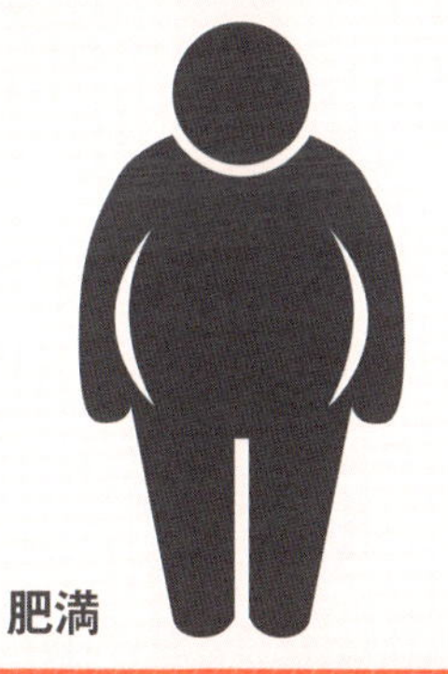

肥満に関しての親からの遺伝的影響は25～30%といわれていますが、実際には1日の消費エネルギーを超える摂取カロリーをとってしまうことによります。

生活習慣を整えることが大切

POTATO

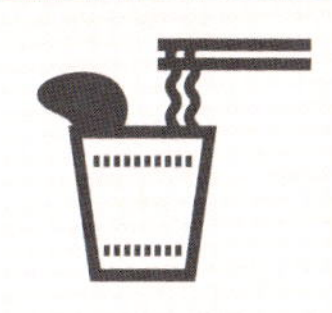

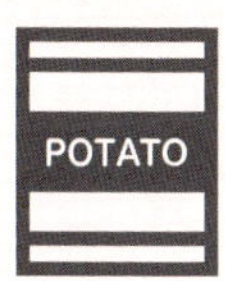

乱れた食生活

バランスのよい食事

運動不足

適度な運動

肥満の原因は乱れた生活習慣による要因がほとんど。肥満対策には生活習慣の改善が効果的です。

21時のフルーツより15時のケーキが◎

甘いものは食べる時間に気をつけて

甘いものは肥満の大敵と思われがちですが、食べる時間にさえ気をつければ、クリームたっぷりのケーキでもチョコレートでも、むやみにおそれる必要はありません。

人の体内には脂肪を増やす働きのある「BMAL1」というたんぱく質があります。1日のなかで最も代謝のよくなる起床後5～6時間の間は、BMAL1が減少することがわかっています。つまり、日中のこの時間帯であれば、多少多めに食べても脂肪になりにくいというわけ。**甘いものを食べるなら、ランチのデザートや午後のおやつに楽しむのがおすすめ**です。逆に夕方に差しかかる頃にはBMAL1が増えていくため、体の脂肪も増えやすい状態になっていきます。甘いお菓子はもちろんのこと、健康的なイメージのあるフルーツであっても、体脂肪へとダイレクトにつながる果糖が多く含まれるため、食べ過ぎないよう注意が必要です。太りにくさで選ぶなら、**夕食後のフルーツよりも、15時のおやつにケーキを食べるほうがベター**と覚えておきましょう。

甘いものだけでなく、夕食もなるべく早く食べ終えるよう心がけましょう。理想は起床後12時間以内。時間が遅くなるほど体が休息モードへと移行し代謝が鈍くなるため、それだけ太りやすくなってしまうのです。

大切なのは食べる時間帯

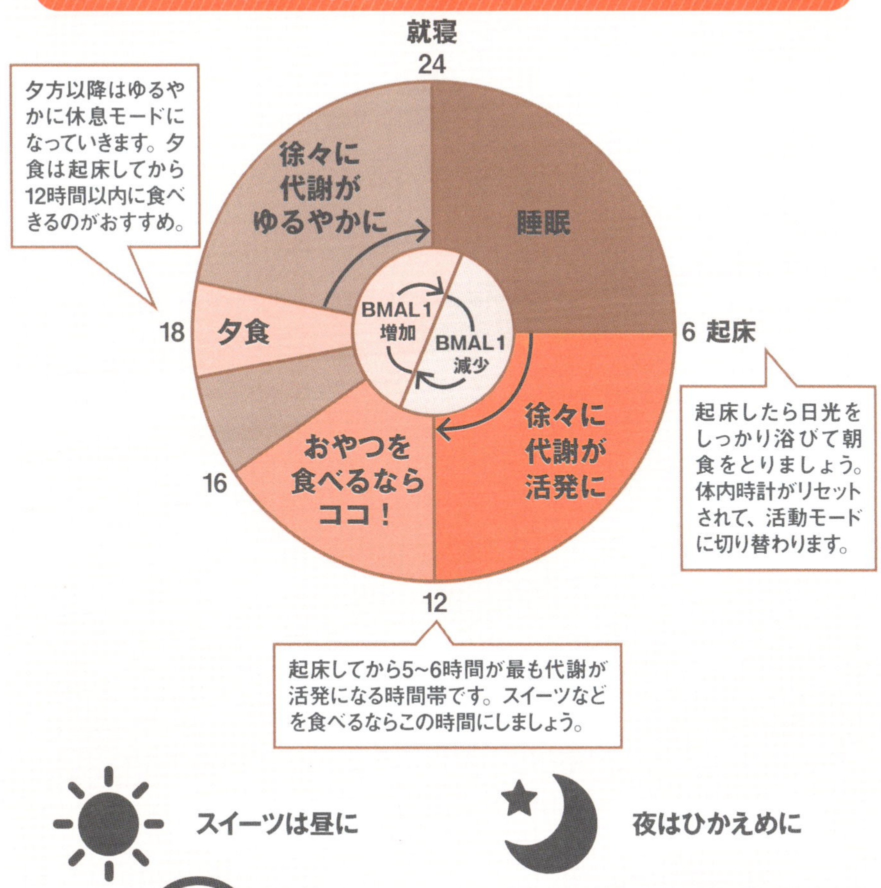

スイーツなどの甘いものは、脂肪になりにくい時間帯をねらって食べましょう。

糖質を含むものをひかえて、消化のよいものを中心にしましょう。食べすぎは禁物です。

「とりあえずごはん」は危険？食べる順番にご注意を

太りにくい〝ベジファースト〟とは？

同じメニューを食べても、食べる順番によっては太りやすさに大きな違いが現れます。カギを握るのは血糖値です。

食事をすると食べ物に含まれる糖が小腸から吸収されます。糖が血管内に入ると血糖値が上昇し、すい臓からは「インスリン」が分泌されます。インスリンの働きによって糖は体中の細胞に取り込まれるほか、肝臓や筋肉に蓄積され、エネルギー源として利用されます。ところが、たくさんの糖が一気に吸収されると血糖値は急上昇。**インスリンの働きが追いつかず、糖の余った状態に**なります。余った糖はエネルギーとしてすぐには使われず、中性脂肪として脂肪細胞へと取り込まれることになり、これが肥満へとつながってしまうのです。

こうした状態を防ぐには、糖質の多いごはんやパンなどの主食を後回しにし、**野菜を最初に食べる「ベジファースト」が有効**。野菜に含まれる食物繊維が糖の吸収スピードを緩やかにするため、**血糖値の急上昇が抑えられ、糖が中性脂肪に変わるのを防いでくれる**のです。

血糖値の急激なアップダウンが繰り返されると、やがてインスリンの働きそのものが悪くなり、糖尿病を引き起こすおそれも……。ダイエットはもちろん、糖尿病の予防という意味でも、ベジファーストを習慣にしたいものです。

食べる順番による血糖値の変化の違い

食べる順番の影響

健常者がそれぞれ白飯、サラダ、主菜を違う順番に食べ、その際の血糖値の変化を比較したもの。白飯→サラダ→主菜の順で摂取した場合に最も血糖値の上昇率が高くなっています。

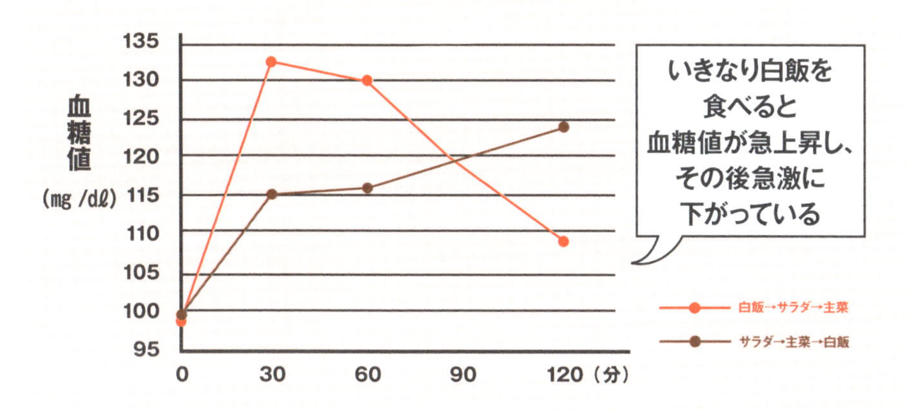

サラダの有無の影響

サラダを食べずに白飯のみを食べると、血糖値は最初から高くなるのがわかります。30分後にはそれほど変わりませんが、60分後では約20mg /dℓも差が出て、違いは一目瞭然です。

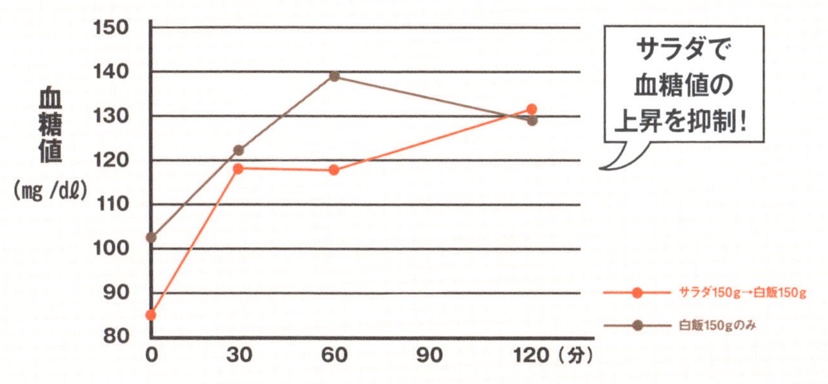

出典：古賀克彦 (2016)「食事の摂取順序による血糖値への影響」,『長崎女子短期大学紀要』40, p.70-74をもとに作成

「水はどれだけ飲んでもいい」はウソ

摂取量と排出量のバランスを

水は生命を維持するために欠かせないものです。体の機能を保つ以外にも、便をやわらかくして便秘になるのを防いだり、血液をサラサラにして脳梗塞や心筋梗塞を予防したりと、私たちの健康を支える様々な働きをしています。

だからといって、**どれだけ水を飲んでもいいということではありません**。1日に何リットルもの水を飲むことをすすめる健康法や美容法もありますが、これには要注意。水の飲み過ぎによるトラブルも見過ごせないのです。例えば、冷たい水のとり過ぎは体を冷やし、下痢など胃腸の不調を引き起こすことがあります。腎臓に負担がかかってむくみが現れたり、多くの尿を出すために血圧が上がる水中毒になってしまったりと、**健康への深刻な悪影響も心配**されます。

注意すべきは摂取量と排出量のバランスを崩さないよう、適切な水分補給を心がけること。成人の場合、汗や呼気、排便によって排出される水分は1日約2・5L。水分摂取はこれを基準に、食事以外で1・5Lの水分をとることを目安にしましょう。

ひとつ注意したいのが、コーヒーやアルコールなど利尿作用の高い飲み物。これらは**摂取する量よりも排出される量のほうが多くなってしまうので、水分摂取量としてカウントしません**。

水の役割

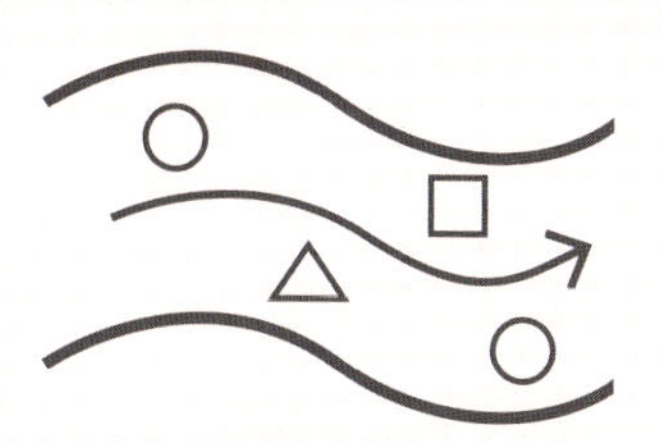

様々な栄養素を運ぶ

栄養素や酸素などのあらゆる物質を運び、老廃物などの不必要なものは体外に排出します。

体温を一定に保つ

運動などで体温が上昇すると、皮膚から汗を出して蒸発することで熱を奪い、体温を下げます。

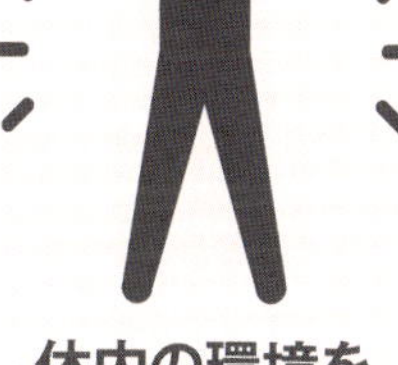

体内の環境を維持する

新陳代謝が正常に行われるよう体液の状態を維持したり、消化や吸収などの機能を助けます。

水分のとり過ぎによる影響

水は過剰に飲んでしまうと細胞から水分がにじみ出てむくみの原因になったり、体内のナトリウムの濃度が薄まって頭痛やめまい、ひどい場合には呼吸困難や意識障害を引き起こす水中毒になることもあります。

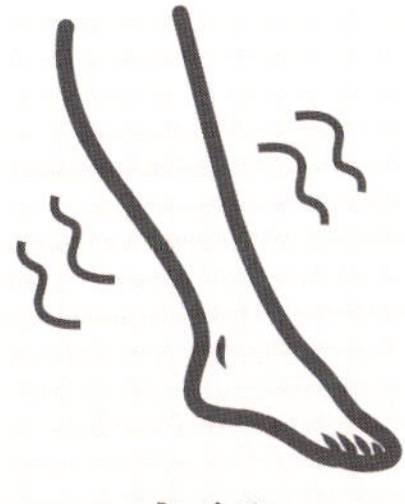

むくみ

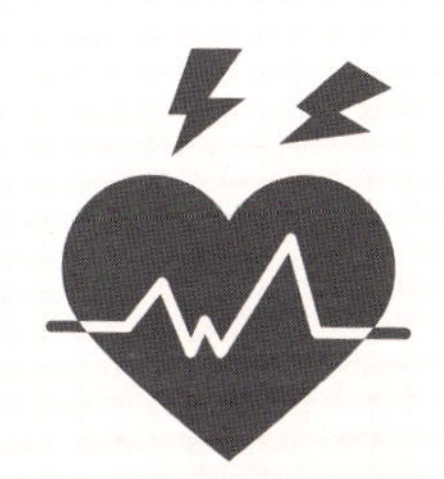

高血圧

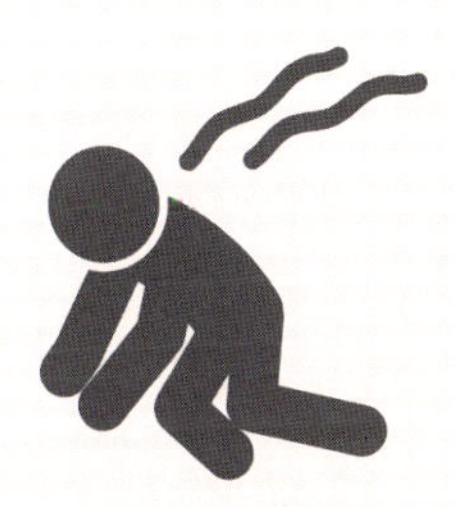

水中毒

生きて腸まで届かなくても きちんと働く乳酸菌

腸内環境を整え病気に負けない体に

ヨーグルトや味噌、漬物など、様々な発酵食品に含まれている乳酸菌。**乳酸菌とは、腸で糖質を分解し乳酸をつくり出す細菌の総称**。腸内に生息する「善玉菌」の代表として、食べ物の残りカスの腐敗を抑えて有害物質の発生を防いだり、大腸菌をはじめとする病原性のある「悪玉菌」の増殖を抑制したりと、腸内環境を正常に整える働きを担っています。

ところで、乳酸菌の配合された食品やサプリメントの広告で、「生きて腸まで届く」というキャッチフレーズが謳(うた)われていることがあります。果たして乳酸菌は、生きて腸まで届かないと意味がないものなのでしょうか。たしかに、一般的な食べ物に含まれる乳酸菌は、加熱調理や胃酸によって腸に届く前にそのほとんどが死滅してしまいます。しかし、そのように生きて届かない乳酸菌にも、実は大切な仕事があります。**死んでしまった乳酸菌は腸内でほかの善玉菌のエサになり、善玉菌の数そのものを増やし、腸内環境の改善に役立っている**のです。

さらに乳酸菌の活躍は腸内環境を整えるだけにとどまりません。乳酸菌には**免疫細胞を活性化させる働きや、アレルギーの原因物質を抑える働きがある**こともわかっています。私たちの健康を腸の中から守ってくれる心強い味方。それこそが乳酸菌の正体です。

生きてなくても大丈夫！

ほとんどの乳酸菌は腸に届く前に胃酸で殺菌されてしまいます。生きたまま腸に届かないと意味がないと思われがちですが、死んでしまった菌でも善玉菌のエサになるので、腸内環境を改善する働きがあります。

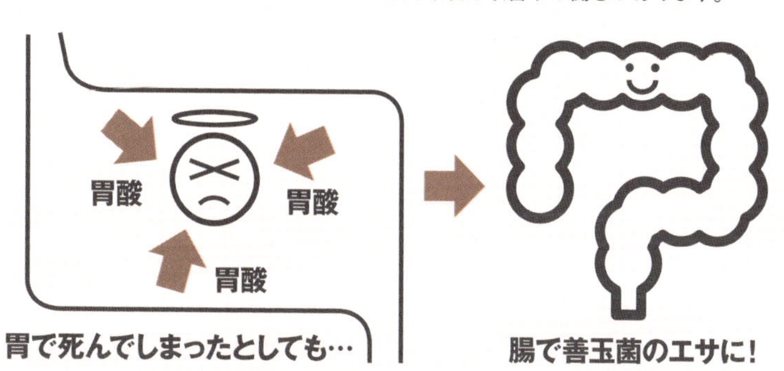

乳酸菌の種類

ヨーグルトに欠かせない
ブルガリア菌
死んだ菌でも腸内の乳酸菌や善玉菌のエサとして増殖を促します。

死んだほうがパワーアップ！
フェカリス菌
生きたままよりも加熱殺菌されたほうが免疫力向上などの効果が期待できます。

口や腸内の環境を守る
アシドフィルス菌
もともと口の中や腸内にいて、口臭予防や皮膚や爪、髪の健康を保つビオチンをつくります。

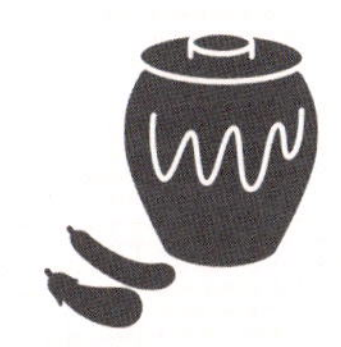

京都の漬物から発見
ラブレ菌
強い生命力を持っており、腸内でも生きることができるため、腸内環境の改善が期待できます。

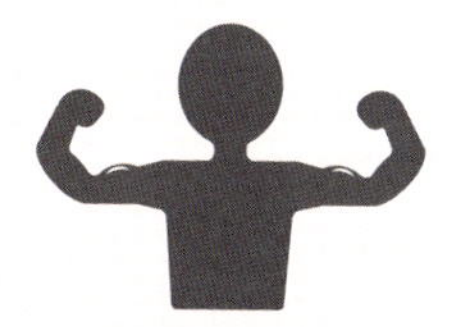

ピロリ菌をやっつける
LG21乳酸菌
生きて腸まで届くといわれ、継続して摂取することでピロリ菌を減少させる効果があります。

花粉症を軽減させる
シロタ株
腸内の改善だけでなく、免疫力を高め花粉症やアレルギーの症状を抑えるといわれています。

善玉でも悪玉でもない日和見菌って?

腸内環境の良し悪しを決めるキーマン

人の腸内には数百種類以上、約100兆個にものぼる細菌が棲んでいます。この細菌の集団を「腸内細菌叢（腸内フローラ）」と呼びます。腸内細菌は大きく、乳酸菌やビフィズス菌などの健康に有用な働きをする「善玉菌」、病原性を持ち様々な感染症やがんなどの病気を引き起こす「悪玉菌」、そのどちらにも属さない「日和見菌」に分類されます。個人差はありますが、一般的に健康とされる腸内環境では、**善玉菌20%、悪玉菌10%、そして日和見菌70%のバランスで腸内細菌叢が形成されています**。

腸内環境について考えるとき、つい善玉菌と悪玉菌にばかり目が行きがちですが、**腸内環境の良し悪しを決めるカギを握るのは日和見菌**です。日和見菌は善玉菌と悪玉菌のうち、優勢なほうに作用することが明らかになっています。善玉菌が優勢になればよい働きをする日和見菌が増え、腸内環境は改善されます。逆に悪玉菌が多くなれば悪さをする日和見菌が増え、腸内環境は悪化に向かってしまうのです。

日和見菌を味方につけるには、悪玉菌の増殖を抑え、善玉菌を優勢にする以外に方法はありません。そのためには乳酸菌のほか、野菜やきのこ、豆や海藻など食物繊維の多い食品をとることが効果的。食物繊維は乳酸菌と同様、善玉菌のエサになって、善玉菌を増やしてくれます。

日和見菌を味方にしよう

健康な人の腸内細菌の理想的なバランスは善玉菌20%、悪玉菌10%、日和見70%。日和見菌は、善玉菌と悪玉菌の様子をうかがいながら優勢なほうに味方するので、善玉菌を強くする必要があります。

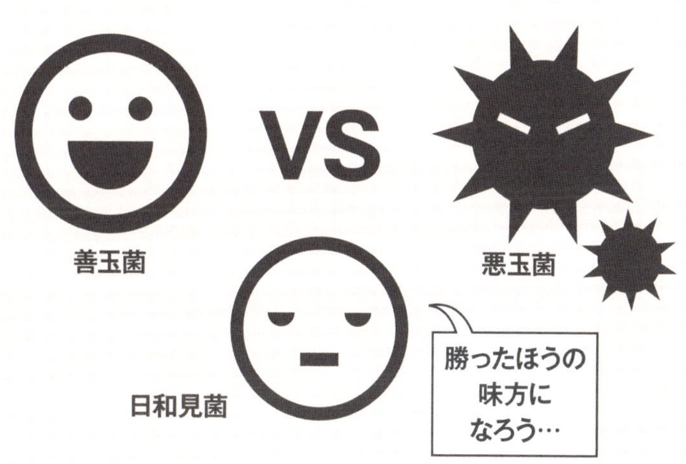

食べ続ければ腸内環境が改善

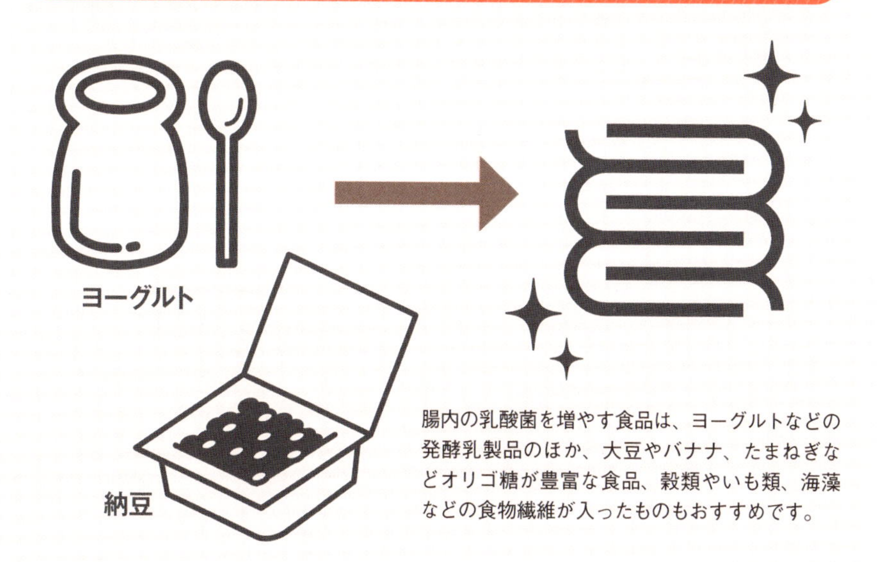

腸内の乳酸菌を増やす食品は、ヨーグルトなどの発酵乳製品のほか、大豆やバナナ、たまねぎなどオリゴ糖が豊富な食品、穀類やいも類、海藻などの食物繊維が入ったものもおすすめです。

ポリフェノールの効果はたったの2~3時間

こまめにとってアンチエイジング

　ポリフェノールは、植物が持つ色素や香り、苦みなどの化学成分である「フィトケミカル」の一種で、**優れた抗酸化作用がある**ことで知られています。抗酸化作用とは、内臓や血管、皮膚などの老化を促進させる「活性酸素」を抑える働きのこと。ポリフェノールを含む食品を積極的にとることで、活性酸素による体へのダメージが軽減され、アンチエイジングの効果が期待できます。

　ポリフェノールには水に溶けやすく、体内に吸収されやすい特性があり、摂取後約30分で抗酸化作用が現れ始めます。効果が早く現れる一方で排泄されるのも早く、その**持続時間はほんの2~3時間ほど**と見られています。そのため、**ポリフェノールは1日を通してこまめにとることが大切**です。

　ポリフェノールには約5000以上もの種類があります。代表的なものとしては、赤ワインやブルーベリーに含まれる「アントシアニン」、緑茶や紅茶に含まれる「カテキン」、チョコレートの原料であるカカオに含まれる「カカオポリフェノール」、そばに含まれる「ルチン」、大豆に含まれる「イソフラボン」などです。これらの食品を食事のたびに少しずつでもとることにより、ポリフェノールの抗酸化作用を長く持続させることができるのです。

ポリフェノールが含まれる食材

ポリフェノールは多くの植物に存在する色素や苦み、渋みのもととなる成分。老化やがん、生活習慣病の原因となる活性酸素を消去する抗酸化作用があるため、若さや健康を保つのに効果的です。

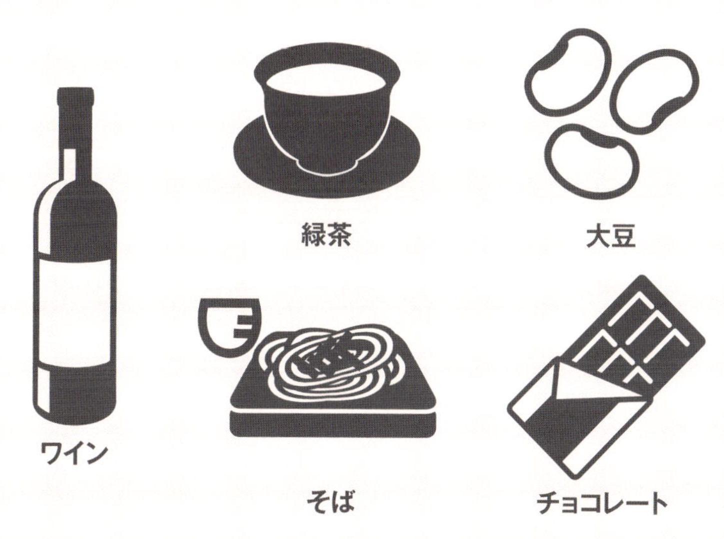

効果はたった2〜3時間

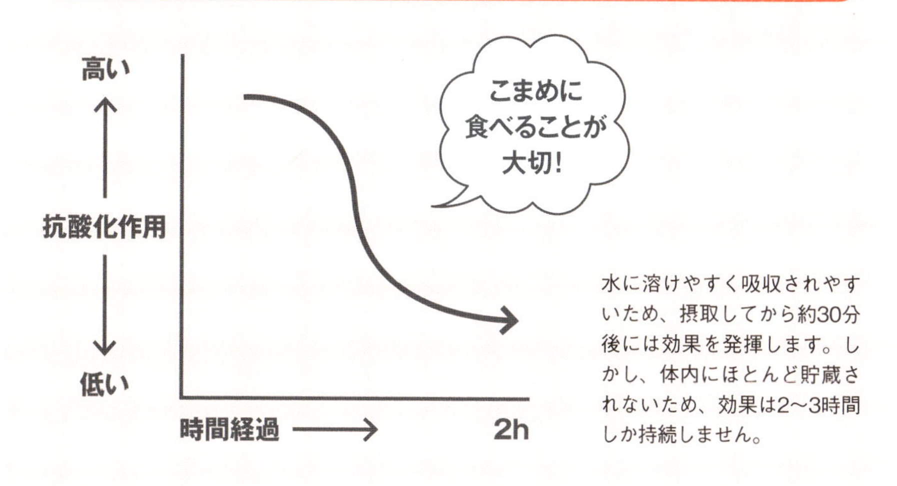

水に溶けやすく吸収されやすいため、摂取してから約30分後には効果を発揮します。しかし、体内にほとんど貯蔵されないため、効果は2〜3時間しか持続しません。

疲れたら甘いものは逆効果!?

糖質のとり過ぎでさらに疲れることも

疲れているときに甘いものを食べるといい、そう思っている人も多いのではないでしょうか。実はそれは**エネルギー切れによる一時的な疲労に対してのみで、むやみに甘いものを食べ続けてしまうとかえって逆効果**になってしまいます。

甘いものに含まれる糖質は、体内でブドウ糖につくり変えられて血中に取り込むことで血糖値を上げ、それを下げようとインスリンという物質が分泌されます。そのため、糖質を一度にたくさん摂取してしまうと急激に血糖値が上がり、それを下げるために必要以上にインスリンが分泌され、血中の血糖値が減少し、低血糖になります。すると、**脳が働くのに必要な分のブドウ糖まで減り、エネルギーが届かず、だるさや眠さといった症状につながります**。糖質過多の生活を続けていると正常に血糖値の調整ができなくなり、最終的には常に低血糖の状態に。すると**自律神経のバランスが崩れ、疲労感やだるさ、思考力や集中力の低下、イライラや不安感の増加などの不調を引き起こしてしまいます**。

このような悪循環に陥らないためには、糖質のとり過ぎに注意し、糖質（ブドウ糖）をエネルギーに変えてくれるビタミンB1を一緒に摂取するようにしましょう（P.112〜113参照）。糖質は人が活動するために不可欠なエネルギー源ですが、食べ過ぎには注意が必要です。

糖質過多で低血糖になる仕組み

疲れているときはエネルギーを欲して、つい甘いものを食べたくなりがちですが、とり過ぎは禁物です。悪循環に陥らないよう気をつけましょう。

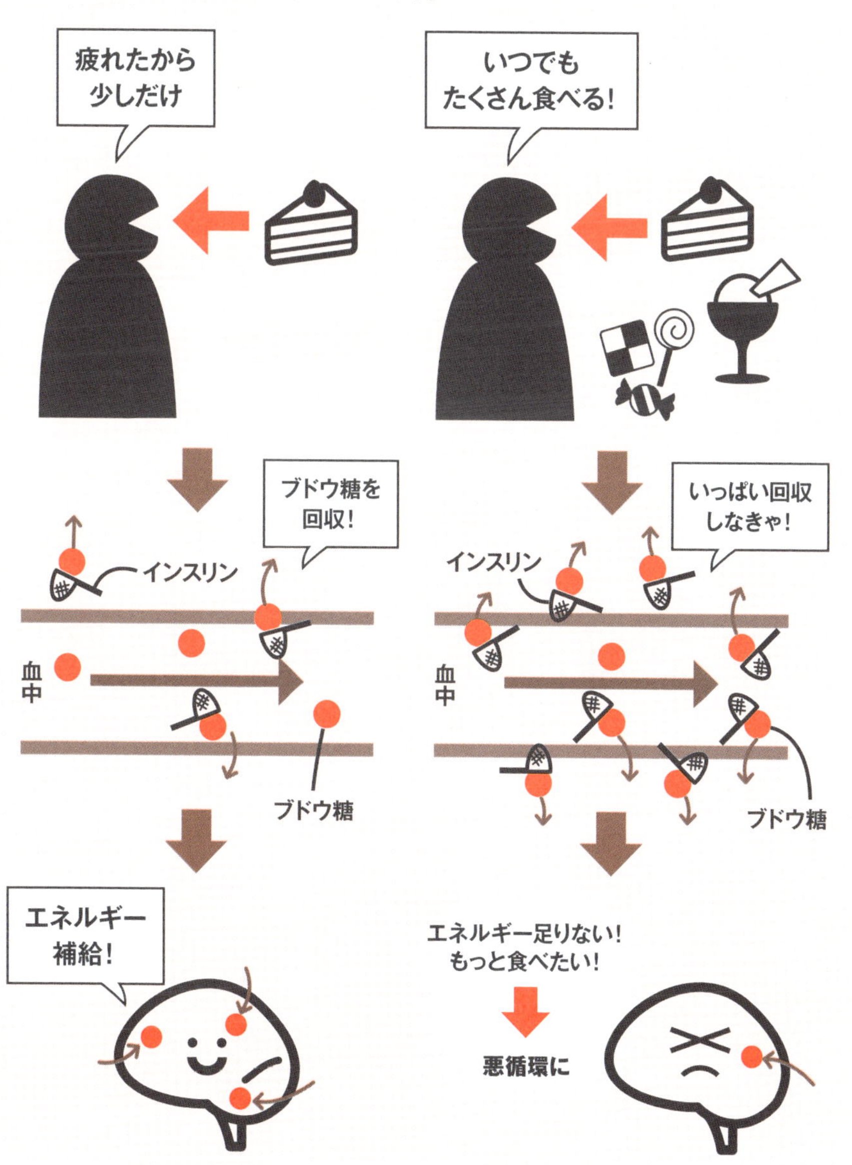

子どもにファストフードはNG？

習慣にならないよう楽しめばOK

「高カロリーのファストフードは子どもに食べさせたくない！」食育に熱心な親御さんほど、そんなふうに考える方も多いのでは？　しかし、**成長期の子どもにとって大事なのは、カロリーよりも栄養バランス**。「たんぱく質（Protein）」「脂質（Fat）」「炭水化物（Carbonate）」の三大栄養素をバランスよくとることが大切です。これら3つの頭文字をとった「**PFCバランス」に着目してメニューを選ぶと、ファストフードも健康的に楽しむことができます**。

例えば、ハンバーガーとポテト、清涼飲料水のセット。バーガーショップでは定番のセットですが、このままでは脂質がやや多過ぎる内容。そこでポテトをサラダに、清涼飲料水を野菜や果物の100％ジュースやお茶に換えることで、バランスのよい組み合わせになります。

とはいえ、あまり頻繁にファストフードが続くようでなければ、そこまで神経質になる必要はありません。PFCバランスは1日のトータルで考えればいいので、**お店では子どもの好きなメニューを選ばせ、それ以外の食事でバランスを調整してあげればいい**のです。

ファストフードは習慣化してもいけませんが、あまり制限し過ぎるのもNG。子どもが大きくなってから反動が出て、強い執着につながらないとも限りません。

バランスは変わらない？

健康な食事には三大栄養素（たんぱく質〔P〕、脂質〔F〕、炭水化物〔C〕）の3つのバランスが重要です。例えば、和風ハンバーグのほうがヘルシーな印象がありますが、「PFCバランス」的には、ファストフードとほとんど差がありません。

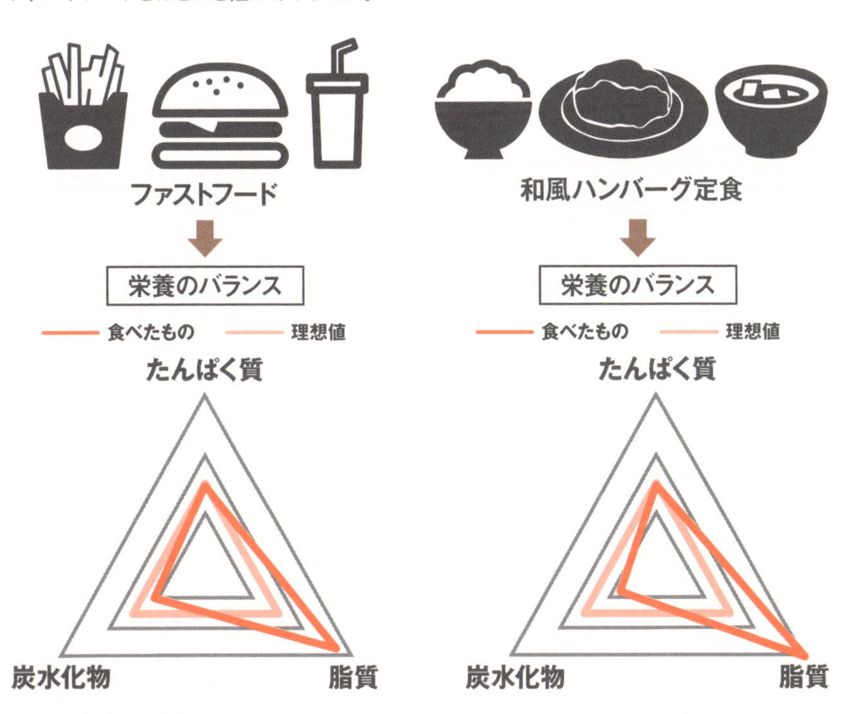

置き換えてバランスのよい食事に

粗食や和食が健康的とは限らない

平均寿命が延びたのは食の欧米化のおかげ

洋食と比べて和食はヘルシーというイメージがありますが、実はそうともいい切れません。健康的な食事とは、たんぱく質、脂質、炭水化物の三大栄養素をバランスよく摂取できるかどうかで見るべきです。例えば、ごはんに味噌汁、野菜の煮物といった**昔ながらの質素な和食は、低カロリーで一見健康的に見えますが、たんぱく質や脂質が少なく、理想的な栄養バランスが整っていない可能性があります。**

食事の欧米化が進むとともに、生活習慣病にかかる日本人の数が増えているのは事実です。特に洋食に多く含まれる脂質については、摂取エネルギーに占める割合が年々増加傾向にあり、40代以降の肥満やメタボリックシンドローム、動脈硬化や糖尿病、がんなどにかかるリスクを高める要因となっています。ですが同時に、食の欧米化によってもたらされた恩恵についても無視できません。**乳製品や肉類をよくとるようになったことで、日本人の栄養状態が改善。病気に強い体がつくれるようになり、平均寿命を延ばすことに大きく貢献しているのです。**

昔ながらの和食や粗食に戻れば健康になれるわけではありません。和食、洋食、それぞれのよい点を取り入れて、多種多様な食材を適量ずつ、バランスよく組み合わせて食べることが、健康的な食生活を送るうえでのポイントです。

食事はバランスが大切

昔ながらの和食

栄養が
足りていないことも！

1日の栄養摂取量と平均寿命

食事が欧米化したことによって、脂質や肉類を食べる割合が増えたことは平均寿命が延びた要因のひとつです。摂取カロリーに関しては近年にかけて減少傾向にあります。

一日の栄養摂取量と平均寿命の推移

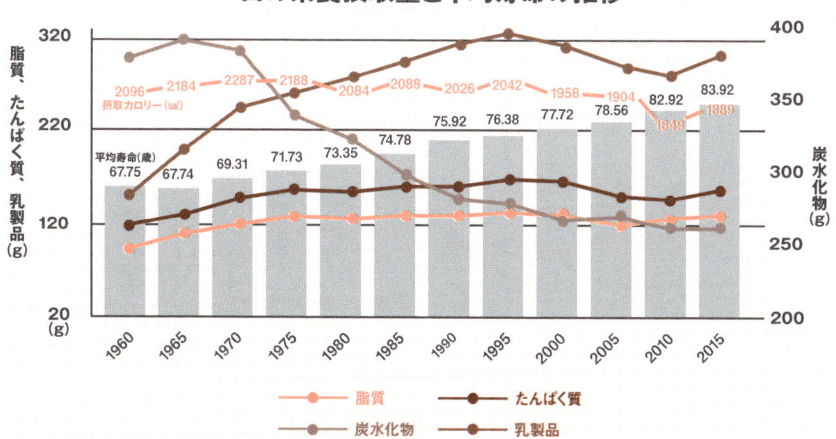

参考資料：1960年～1993年は厚生労働省「国民栄養の現状」、1994年～2002年は厚生労働省「国民栄養調査」、2003年～2017年は厚生労働省「国民健康・栄養調査」をもとに作成。

子どもの学力アップを狙うなら塾よりもまずは朝食を

朝食を食べる子どもほど学力が高い

食べ物に含まれる糖質から得られる**ブドウ糖は、脳にとって唯一のエネルギー源**。糖質をとらないと脳は活動に必要なエネルギーを得ることはできません。就寝中も脳は活動を続けています。しかし、夕食後から翌日の朝食までの間は、10時間以上にもわたってエネルギーの供給がストップすることになります。そんな状態であるにも関わらず朝食を抜けば、脳は完全にエネルギー切れを起こしてしまいます。

特に**エネルギー代謝の活発な子どもにとって、朝食を抜くことの害は深刻**です。頭がぼんやりとし、授業中も記憶力や集中力がおろそかになります。体温が上がらず、体の動きも鈍くなってしまうでしょう。昼食後ようやく元気になれるかと思いきや、**朝食を抜いたことで下がっていた血糖値が急激に上がるため、強い眠気に襲われやすくなります**。朝食を抜くことによる悪影響が、1日尾を引くことになるのです。

朝食と子どもの学力に密接な関係があることはデータからも明らかになっています。文部科学省の調査によると、**「朝食を毎日食べている」と回答した子どもほど、学力テストの得点が高い傾向にあるという結果**が出ています。子どもの学力アップを目指すなら、まずはしっかりと朝食をとれるよう、生活習慣を整えることから始めましょう。

朝食を食べて1日をスタート

朝起きたときにぼんやりとしているのは、脳のエネルギーとなるブドウ糖が足りていないからです。朝食を食べることで、体温や血糖値が上昇して脳にエネルギーが届けられるので、1日をスタートさせる準備が整います。

朝食
食べると……
体温上昇
血糖値上昇
目が覚めて
頭がすっきり!

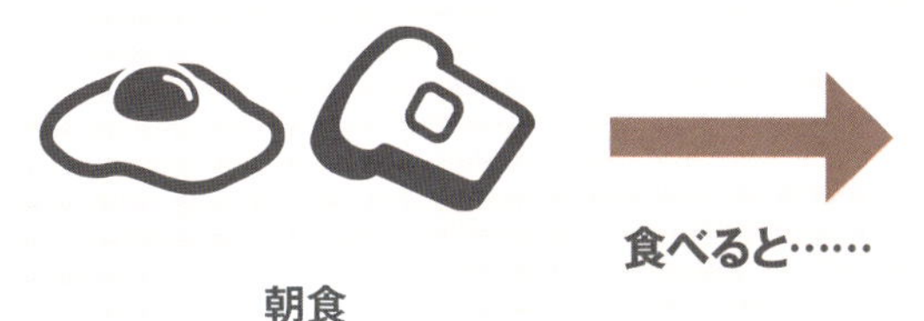

学力・体力の調査結果

グラフは中学生の学力、体力のテスト結果と朝食の有無の関係を示したものです。朝食を食べていると回答した生徒のほうが得点が高いことがわかります。

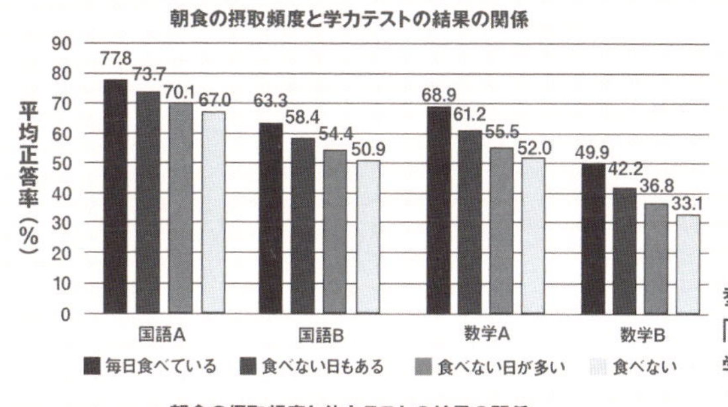

参考資料：文部科学省「平成30年度全国学力・学習状況調査」

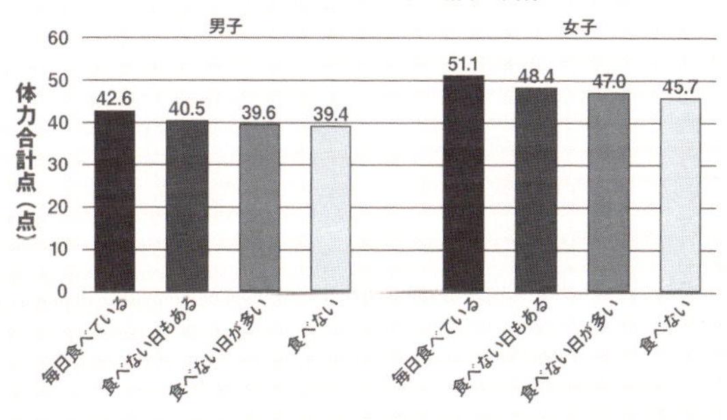

参考資料：スポーツ庁「平成30年度全国体力・運動能力、運動習慣等調査」

“トクホ”をとれば健康になれる?

バランス第一で、あくまでも補助的に

「糖の吸収をおだやかにする」「体に脂肪がつきにくい」「お腹の調子を整える」など、**健康への働き(機能性)が表示されている食品を「保健機能食品」**といいます。保健機能食品には3種類あり、その代表が「特定保健用食品(トクホ)」です。健康の維持や増進に役立つことが臨床試験によって確認されており、国の審査によって表示が許可された食品をいいます。**「機能性表示食品」は、健康への働きや科学的根拠を企業の責任において示した食品。**国の審査はありませんが、消費者庁への届け出が必要です。そして、不足しがちな栄養成分を補うための「栄養機能食品」。すでに科学的根拠が確認されている栄養成分について、国への届け出や許可なく、機能性を表示することができます。

気になるのはその効果。保健機能食品のいずれかであれば、有効性が科学的に認められているため、信頼できると考えていいでしょう。逆に保健機能食品としての表示がないにも関わらず、健康への効果をにおわせる食品やサプリメントには注意が必要です。

保健機能食品には、たくさんとって病気が治るものではないことも明示されています。**食生活のバランスを整えたうえで、補助的に活用しましょう。**検査数値の異常や症状がある場合は、まず医師の診断を受けることが大切です。

食品と機能性表示

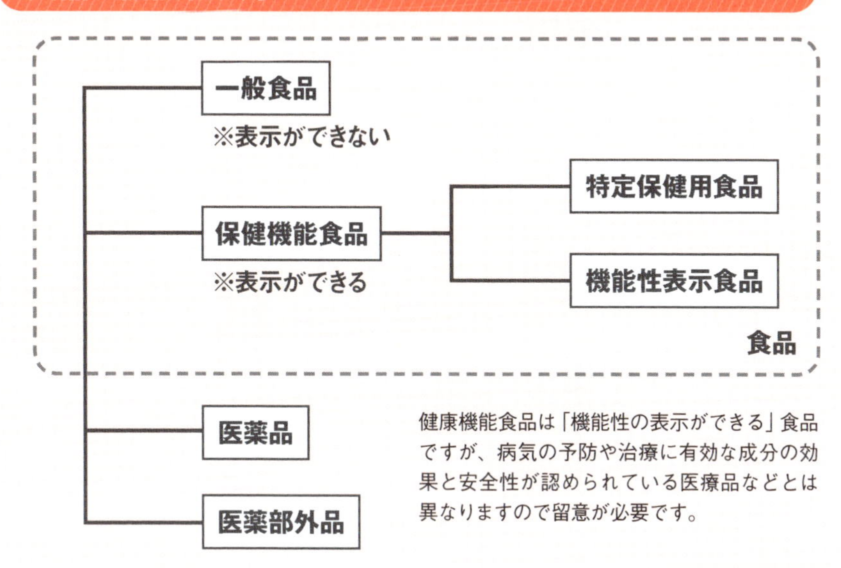

健康機能食品は「機能性の表示ができる」食品ですが、病気の予防や治療に有効な成分の効果と安全性が認められている医療品などとは異なりますので留意が必要です。

トクホと機能性表示食品の違い

	マーク・表示	国の審査	申請/届出内容の情報公開	認可されている商品数	施行年
特定保健用食品（トクホ）	○	○ ※消費者庁長官が許可。	×	1061 ※2019年1月10日現在	1991年
機能性表示食品	× 機能性表示食品 ※パッケージに「機能性表示食品」と表示。	× ※事業者（企業・団体など）の責任で消費者庁に届出。	○	1714 ※2019年1月16日現在	2015年

参考資料：SUNTORY「※トクホ」と「機能性表示食品」の違いとは？

GI値を目安に食べ方を考えてみる

賢く選べばおいしく食べてやせられる

P.26でも触れたように、太りやすさや健康のカギを握る血糖値。この血糖値の急上昇でインスリンが分泌されて太るのならば、インスリンが出にくい食べ物を意識的に選ぶことが可能です。

GI値という名前を聞いたことはあるでしょうか。**「GI」とは、食後の血糖値の上がる速さのことで、これが速ければ速い食べ物ほど太りやすい「高GI食」、遅ければ遅いほど太りにくい「低GI食」**と呼ばれています。

具体的な食品でいうと、白いものより茶色くて精製していないものがGI値が低い傾向にあります。例えば、パンやパスタならば、白いパンは「高GI食」、全粒粉のパンやライ麦パンなら「低GI食」です。

また、同じ砂糖でも精製された白砂糖ではなく、てんさい糖や、ココナッツパームシュガーを選べばGI値は低く、甘いのに太りにくい味つけが可能です。じゃがいもやとうもろこしのように野菜でもGI値が高い場合もありますが、P.26でもお話ししたように、**食べ順や組み合わせによっても血糖値の急上昇は防げます。食物繊維が豊富なきのこや海藻などと一緒に食べて、血糖値の上昇を緩やかに抑えましょう。**

しかしGI値はそれだけを食べたときの目安。食事はいろいろなものを一緒に食べるのでGI値だけでは判断できません。参考程度にしましょう。

血糖値を上げやすい食品、上げにくい食品

GI値
高
中
低
0
高GI値の食品は
とり過ぎや、
とり方に注意
110
グラニュー糖
99
黒砂糖
88
はちみつ
91
食パン
85
じゃがいも
93
フランスパン
81
白米
75
ベーグル
58
ライ麦パン
65
てんさい糖（ビート糖）
55
玄米
50
全粒粉のパン
47
うどん
47
そば
35
ココナッツ
パームシュガー
27
パスタ
28
アガベシロップ
18
大豆

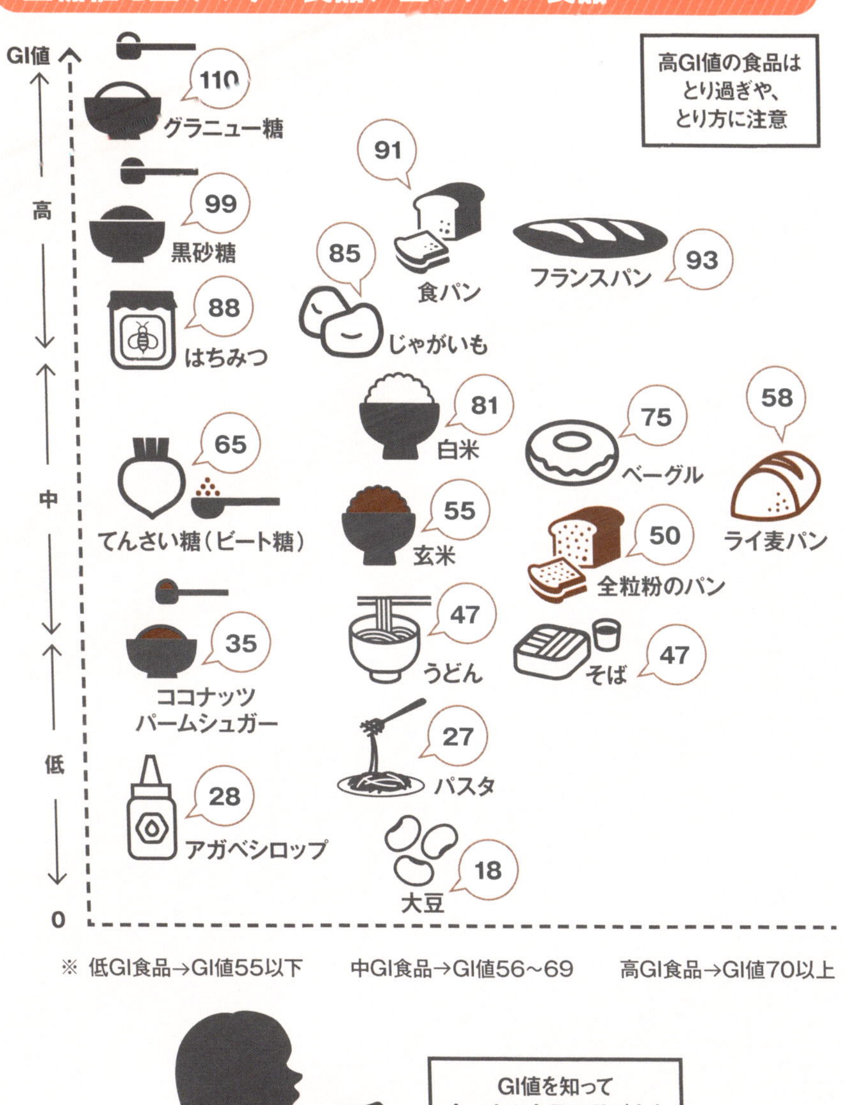

※ 低GI食品→GI値55以下　中GI食品→GI値56～69　高GI食品→GI値70以上

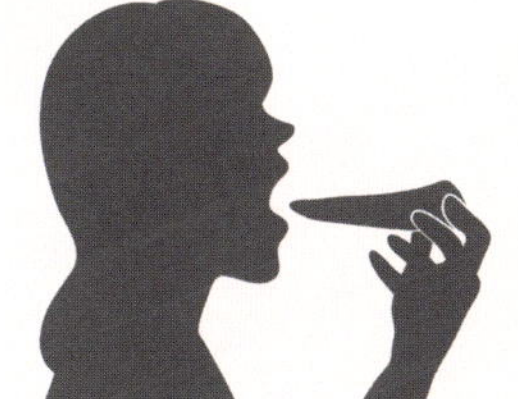

GI値を知って
食べ方や食品の選び方を
意識しましょう

食べ物で摂取したコレステロールと血中コレステロールとは相関性がない

摂取制限は撤廃も悪玉と善玉の比率に注意

体の細胞膜やホルモンの材料となるコレステロールは私たちの体に欠かせない成分である一方、動脈硬化や急性心筋梗塞など生活習慣病の発症に関連しており、コレステロールを多く含む卵などの食品について、摂取量の上限値が設定されていました。しかし食べ物からのコレステロールの摂取量と血中コレステロールの値には明確な相関性がないことが判明し、日本では数年前に摂取制限が撤廃されました。

しかし、ここで**気をつけなければならないのが、血中のコレステロール値。酸化して血管内に蓄積する悪玉の「LDLコレステロール」と、これを運び出す善玉の「HDLコレステロール」の比率。LDLが多過ぎたり、あるいはHDLが少な過ぎたりする場合、コレステロールの代謝がうまく行われず、血管を傷め動脈硬化につながりやすくなるのです。この2つのバランスをよくするためには、運動と食生活が大切。**1日1万歩程度歩くことや適度な運動が推奨されています。食生活の面では食べ過ぎや動物性の脂質、糖質、過度のアルコールを控えめにし、食物繊維が豊富な野菜、海藻、きのこ、こんにゃく、不飽脂肪酸を多く含む青魚、タウリンを多く含む貝類、大豆食品などを取り入れたバランスのよい食事が大切です。また、ご自分にあった標準体重をキープすることもひとつの目安となります。

高コレステロールの食品を気にする必要はない

コレステロールは血中に含まれる脂質の一種で、動脈硬化の原因になると考えられてきました。しかし、近年の研究で食事から摂取するコレステロールは総コレステロール値の一部で、食べた分がそのまま影響するわけではないことがわかってきています。

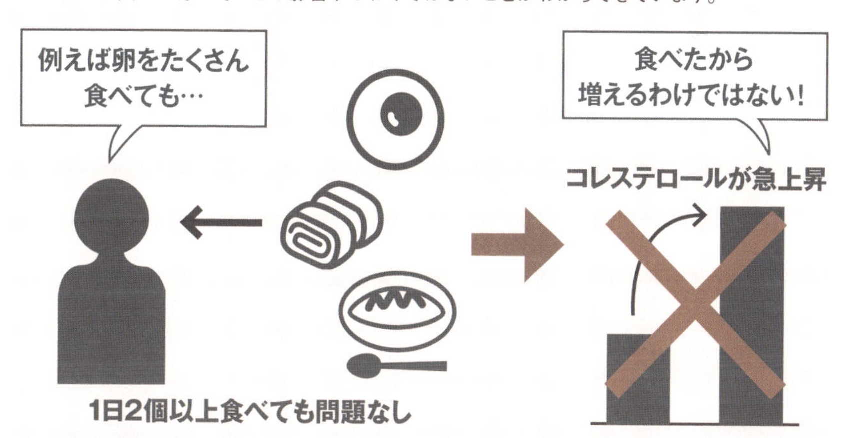

LDLとHDLコレステロールのバランスが大切

コレステロールのバランスを整える習慣

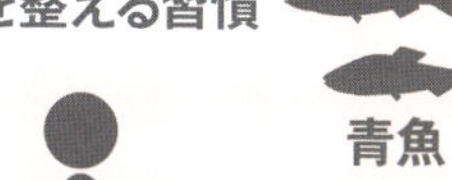

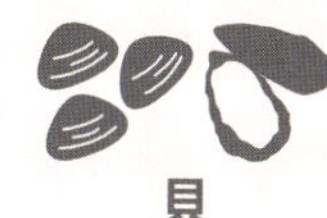

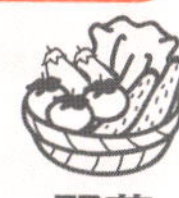

運動と食生活がポイント

適正体重も目安に…

適度な運動や毎日1万歩程度のウォーキング

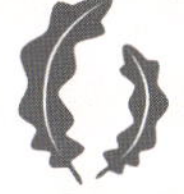

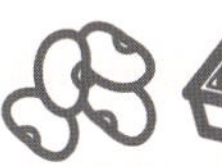

バランスのよい食生活

コレステロールのバランスに悪影響を及ぼす習慣

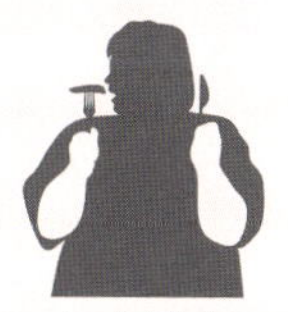

食べ過ぎ

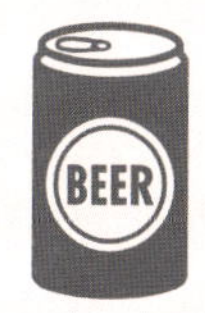

過度な飲酒

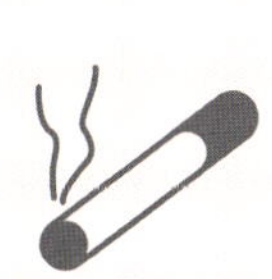

喫煙

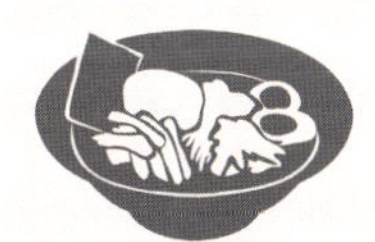

動物性の脂肪のとり過ぎ

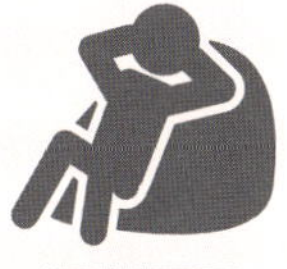

運動不足

糖類ゼロなのに甘〜いのはなぜ？

「糖質ゼロ」と「糖類ゼロ」は違う

「糖質ゼロ」や「糖類ゼロ」の飲料を手にする機会も多いかと思いますが、その意味合いは知っていますか？

炭水化物から食物繊維を除いたものが「糖質」で、糖質はさらに「糖類」と「糖類以外の糖質」に分けられます。「糖類」とは、ブドウ糖や果糖、乳糖などの単糖類または二糖類の総称。体を動かすエネルギー源になりますが、血糖値を上昇させ、中性脂肪を増やす性質があります。そして、「糖類以外の糖質」にはでんぷんやオリゴ糖のほか、マルチトールやエリスリトールなどの「糖アルコール」、アセスルファムKやスクラロースなどの「人工甘味料」が含まれます。

つまり、「糖類ゼロ」といえば、ブドウ糖や果糖などの糖類は含まれていないものの、糖アルコールや人工甘味料などほかの糖質は含まれているということになります。一方で「糖質ゼロ」は、糖類はもちろんのこと、糖アルコールや人工甘味料を含めた糖質を使用していないことを意味します。ただし、気をつけたいのが、巧妙な表示のトリック。この「ゼロ」という表記は、食品100gあたりの含有量が0・5g未満なら使ってよいのです。つまりは**糖質ゼロでも糖質を含む場合もありますし、糖質ゼロでカロリーゼロでも人工甘味料が使用されているケースもあります**。

糖質ゼロと糖類ゼロの違い

	糖類	糖質（糖類含む）
糖質ゼロ	ブドウ糖・砂糖 果糖など ×	でんぷん キシリトールなど ×
糖類ゼロ	ブドウ糖・砂糖 果糖など ×	でんぷん キシリトールなど ○

炭水化物
（食物繊維）

糖質
（でんぷん、糖アルコール、オリゴ糖など）

糖類
（砂糖、ブドウ糖など）

糖類は糖質の一部なので、糖類ゼロの場合は糖質であるでんぷんや甘味料として使用されるキシリトールや人工甘味料などが含まれている場合が多いです。

糖を減らしているつもりでも、気づかないうちに摂取していることも

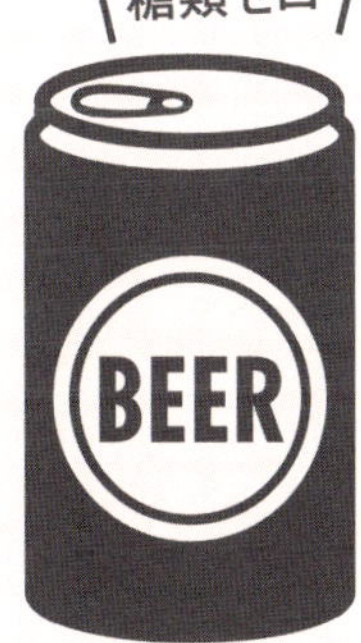

「糖質ゼロ」「糖類ゼロ」でも、「カロリーゼロ」ということではありません。糖類ゼロの発泡酒を調べてみると、100mℓあたりのエネルギーは約30kcal前後。おもにアルコールによるものですが、決して少なくはない数値です。糖類がほとんど含まれない分、血糖値は上がりにくいですが、とり過ぎはやはり肥満や病気のもとになります。

スポーツドリンクは砂糖たっぷりのジュースと同じ！

運動時でも糖質のとり過ぎに

暑い季節や運動をするときは、大量の汗をかくことによって脱水症や熱中症にかかる危険性が高くなります。そんなとき、汗で失われる水分やナトリウム、カリウムなどのミネラルを補給できるスポーツドリンクが、症状の予防や回復に効果的といわれています。

一般的なスポーツドリンクでは、500㎖のペットボトル1本あたり、およそスティックシュガー10本分もの砂糖が含まれています。これは糖質たっぷりのジュース(甘い清涼飲料水)と、ほとんど変わらないということ。清涼飲料水に含まれる「果糖ブドウ糖液糖」は中性脂肪に変わりやすくとり過ぎると肥満の原因だけではなく、糖尿病のリスクも高まってしまいます。熱中症を防ぐために水分をとるのであれば、最近ドラッグストアなどでも手に入りやすくなった経口補水液がおすすめです。

また、スポーツドリンクに頼らなくても、栄養バランスの整った食事をしっかりとることで熱中症は予防できます。糖質をエネルギーにかえるビタミンB_1を含む食品をとると、夏バテにも効果的。あまり汗をかけない体質の方や日常生活であまり汗をかかない場合は、塩分摂取も控えめにするのがベター。暑さを感じにくいお年寄りの方は、日頃から果物や野菜などでこまめに水分を摂取するとよいでしょう。

ペットボトル1本に含まれる砂糖の量

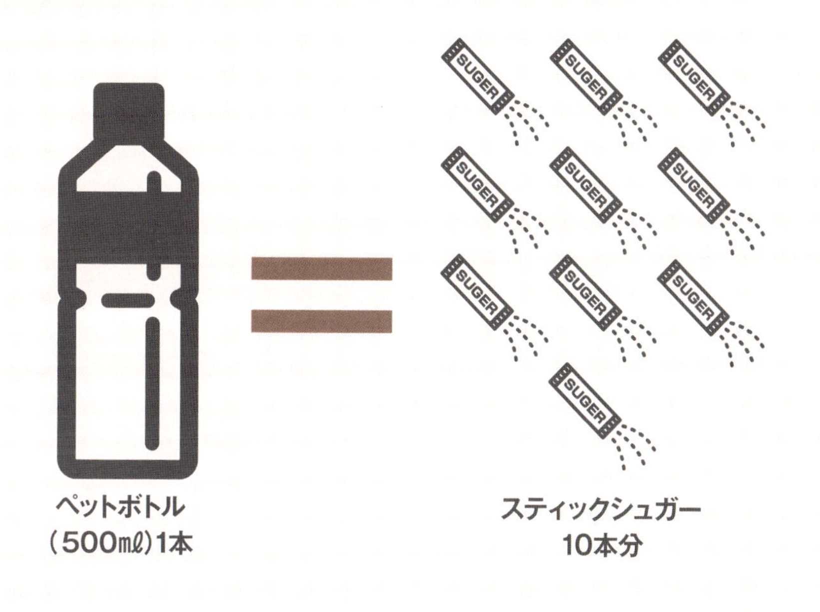

粉末タイプを利用する方法も

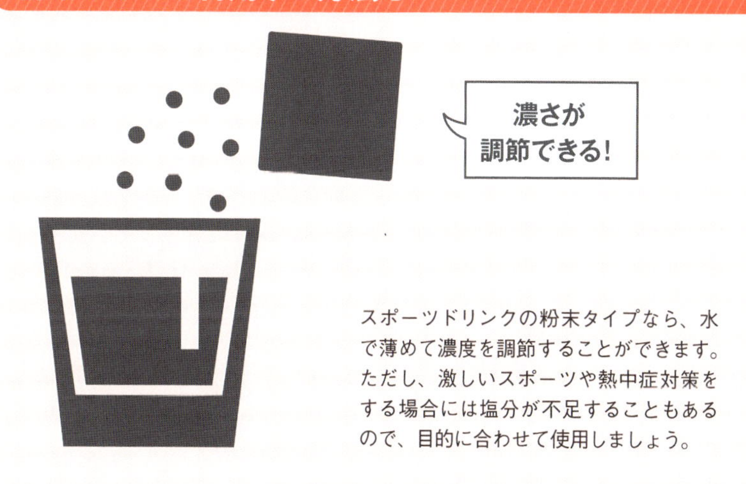

スポーツドリンクの粉末タイプなら、水で薄めて濃度を調節することができます。ただし、激しいスポーツや熱中症対策をする場合には塩分が不足することもあるので、目的に合わせて使用しましょう。

そのまま食べてもコラーゲンはとれない!

ビタミンCとたんぱく質を一緒に

「コラーゲン」は細胞同士をつなぐ接着剤の役割を果たすたんぱく質の一種。血管や筋肉、骨、皮膚など、体の組織の維持に欠かすことのできない成分です。肌のみずみずしさを保つ働きもあることから、美容目的でコラーゲンを含む食品やサプリメントをとる人も増えています。しかし、**コラーゲンは体内でつくられる成分のため、ただ外からとるだけではあまり意味がありません**。コラーゲンの生成を助ける栄養素を一緒にとるべきなのです。

そのひとつがビタミンCです。ビタミンCは体内でつくり出せないため、野菜や果物といった食品から摂取するしかありません。**長期間にわたってビタミンCが摂取できないとコラーゲンの生成が進まず、全身から出血が起こる「壊血病」という病気にかかるおそれがあります**。また、コラーゲン不足は骨を弱くし、骨粗しょう症にもつながります。

そして、もうひとつがたんぱく質。**たんぱく質の役割は、コラーゲンの生まれ変わりを助けること**。食事から十分なたんぱく質をとることで、古くなったコラーゲンが分解され、新しいコラーゲンの合成が促されるのです。

逆にコラーゲンにとって大敵なのが、糖質や脂質のとり過ぎです。これらの過剰摂取が、コラーゲンの正常な働きを妨げるためです。

コラーゲン単独では意味なし！

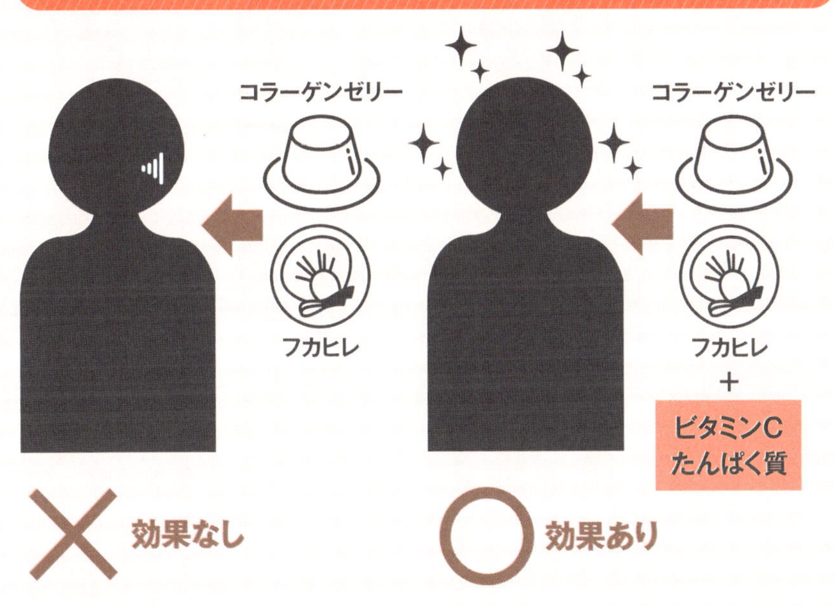

コラーゲンは40歳で半減する

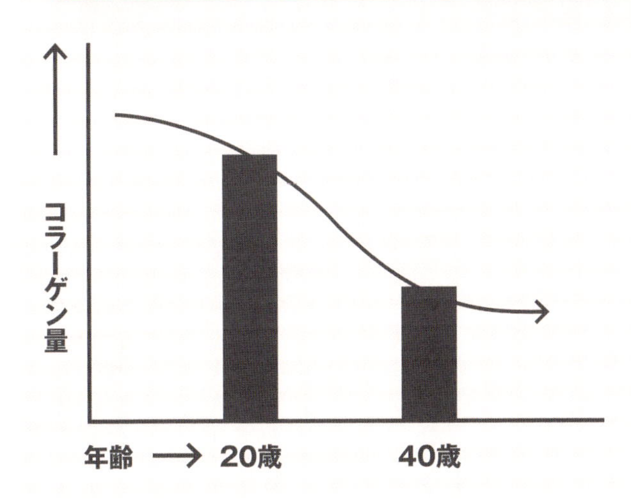

コラーゲンは皮膚や髪、眼や血管などをつくるたんぱく質です。肌のツヤや潤いには欠かせないものですが、20歳を過ぎた頃から徐々に減少、40歳では半減して肌の老化が急速に進み始めます。

老化や病気に打ち克つ抗酸化作用って？

活性酸素に侵されない生活習慣を

本書でもたびたび登場する「抗酸化作用」や「活性酸素」という言葉。その意味について、ここで少し確認しておきたいと思います。

抗酸化作用を一言でいえば、「活性酸素に対抗する働き」です。「活性酸素」とは体内に取り込まれた酸素のうち、物質を酸化させる力が強くなった（活性化された）酸素のこと。**酸化は金属の酸化と同じく、まさに体がサビついてしまうようなもの**です。人には本来、活性酸素が体内で増え過ぎないよう防御する機能が備わっています。しかし、紫外線や大気汚染、喫煙、ストレスなどに晒され続けると、防御機能が弱まって活性酸素が過剰に生み出されるようになり、体に害が現れ始めます。**様々な組織や器官の老化、やがてはがんや生活習慣病など、命に関わる病を引き起こしかねません。**

活性酸素から身を守るためにはまず、抗酸化作用のある食品をとることです。**ビタミンA・C・Eのほか、ポリフェノールやカロテノイドなどの「フィトケミカル」を含む食べ物には、優れた抗酸化作用が認められています。**

そして、体の内側から活性酸素への防御力を高めておくことも有効です。かといって、難しく考える必要はありません。適度な運動にバランスのよい食事、たっぷりの睡眠など、ストレスの少ない生活を心がければよいのです。

抗酸化力とは

がんや生活習慣病、老化などの原因となる活性酸素に対抗する働きのことを抗酸化力といいます。活性酸素は絶えず体の中でつくられているので、抗酸化力を高める必要があります。

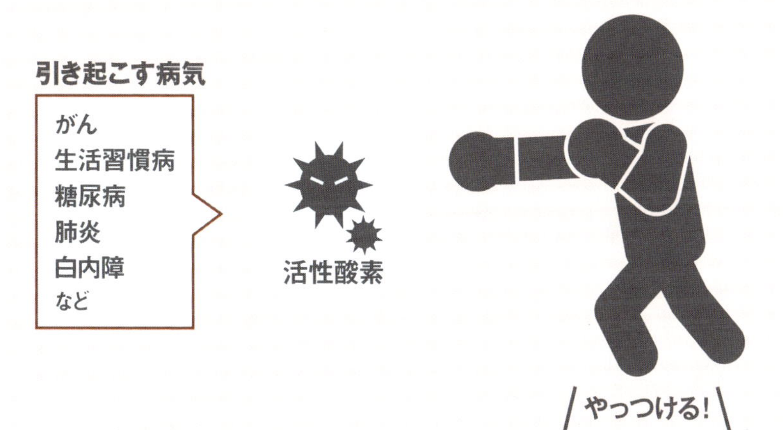

活性酸素が増える原因

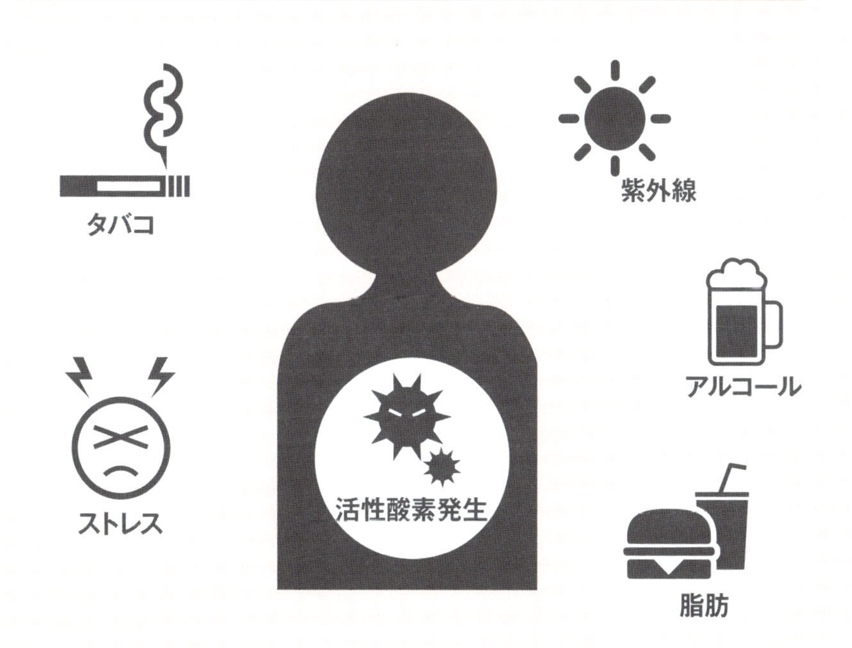

とった栄養がムダになる食べ合わせに注意！

栄養の吸収率は食べ合わせで変わる

健康のためにどれだけ食べても、とった栄養がすべて吸収されるわけではありません。**食材同士の組み合わせや、そのときの健康状態によって、栄養の吸収率は大きく変わってきます**。

「カルシウム」を例にとって説明しましょう。骨や歯のもとになるカルシウムは、体に吸収されにくい栄養素です。そのため、カルシウムの吸収を助けてくれる別の栄養素や成分と一緒にとることがすすめられています。例えば「ビタミンD」。ビタミンDは魚介類や卵に多く含まれており、これらの食材と組み合わせることでカルシウムの吸収をよくすることができます。

また、酢やレモンに含まれる「酢酸」や「クエン酸」にも、カルシウムの吸収を助ける働きがあります。「かつお節をかけた冷奴」や「イワシの南蛮漬け」は、カルシウムを含む食材（豆腐・イワシ）に、その吸収を高める食材（ビタミンDを含むかつお節・酢酸を含む酢）を組み合わせた、とても理に適った食べ方といえるでしょう。逆に加工食品に添加されることの多い「**リン」は、カルシウムの吸収を妨げるため、一緒にとることを避けたい栄養素**です。

以上のような食べ合わせに加え、胃腸の健康状態にも気配りを。暴飲暴食を控えたり、腸内環境を整えたりしておくことも、栄養をムダなく吸収するために大切なことです。

食べ合わせで吸収率を上げる

栄養素の吸収率は食べ合わせによって高めることができます。相性のよい食べ合わせを意識して、効率よく栄養を吸収しましょう。

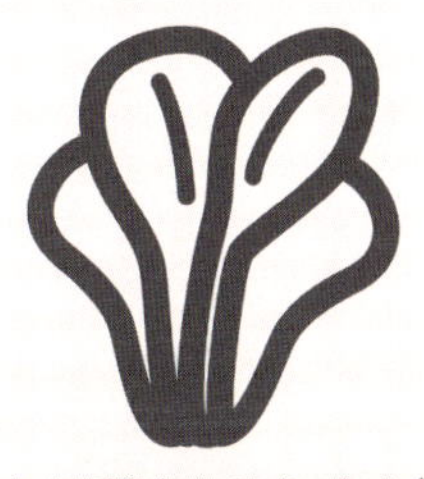

カルシウムUP

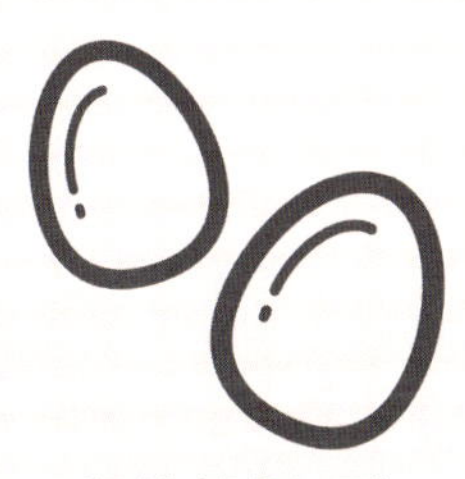

小松菜（カルシウム）　　**卵（ビタミンD）**

小松菜に含まれるカルシウムの量は、野菜の中でもトップクラス。カルシウムの吸収を助けてくれるビタミンDが豊富な卵との相性は抜群。

ビタミンB_1UP

豚肉（ビタミンB_1）　　**にんにく（アリシン）**

ビタミンB_1の吸収を促進するのは、アリシンを含むにんにくやたまねぎ。組み合わせて食べることで疲労回復効果も高まります。

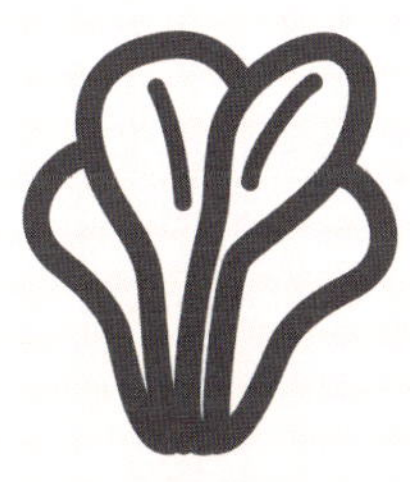

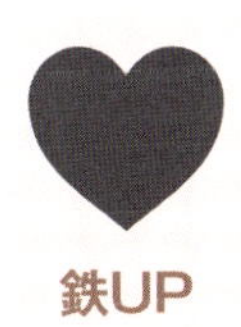

鉄UP

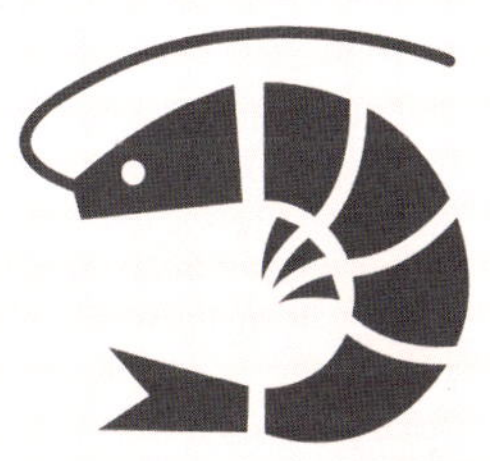

ほうれん草（鉄）　　**えび（たんぱく質）**

ほうれん草など植物性の食品に含まれる鉄は、肉、魚、卵などの動物性たんぱく質と一緒にとることで吸収率が上がります。

あなたの〝現在(いま)〟によって必要な栄養素は変化する

ライフステージに合わせた栄養摂取を

人にとってどんな栄養素がどれくらい必要かは、決して一律ではありません。健康に暮らすための基準が設けられてはいますが、その人の必要とする栄養素は、**それぞれの年齢やライフステージによって変化していくもの**です。

全てのライフステージにおいて、三大栄養素である**炭水化物、脂質、たんぱく質が中心**となります。これらは体をつくる材料や活発な活動を支えるエネルギー源になります。成長期の子どもには、カルシウムを十分にとることも骨や歯の成長のために重要です。

妊娠中の女性に必要なのは、赤ちゃんの体をつくるための栄養素。特に緑の葉野菜に含まれる**「葉酸」には、胎児の細胞分裂を助ける働き**があり、妊娠前からとり始めることが望まれます。さらに鉄は、妊娠・授乳期はもちろんのこと、鉄欠乏性貧血になりやすい月経のある女性にも意識してとってほしい栄養素です。

高齢になってくると食が細くなり、栄養不足に陥りがち。特に**たんぱく質やカルシウムが不足すると、筋肉や骨が衰え、寝たきりにつながりやすいので注意**しなければなりません。

厚生労働省の「日本人の食事摂取基準」には、年代・性別ごとに栄養素の摂取量が示されています。これらも参考に、その人に合った栄養摂取について理解しておきましょう。

ライフステージの食事のポイント

成長期

体の発育に欠かせない栄養素の摂取が重要です。
バランスのよい食事を心がけることが大切です。

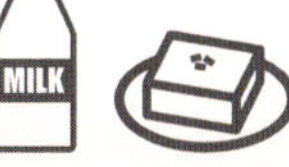
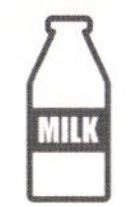
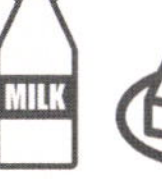

ごはん　肉　油
三大栄養素

牛乳　豆腐
カルシウム

ポイント

- バランスよく食べる
- 食べ過ぎに注意する
- 規則的に食べる

妊娠中

赤ちゃんの体をつくるのに必要な葉酸や鉄は特に
不足しがちです。消化能力も低下するので注意。

ごはん　肉　油
三大栄養素

牛乳　豆腐
カルシウム

海苔　アスパラガス
葉酸

あさり　ほうれん草
鉄

ポイント

- よく噛んで食べる
- 糖質過剰を避ける
- 1日の食事を分割する

高齢期

骨や筋肉が衰えないようしっかりと栄養をとること
を意識し、食べやすくなるよう工夫をしましょう。

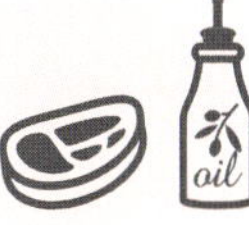

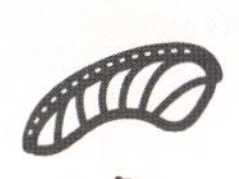

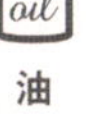

ごはん　肉　油
三大栄養素

魚　納豆
たんぱく質

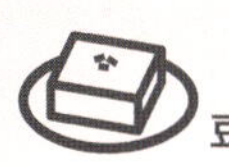
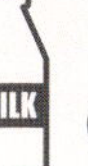

牛乳　豆腐
カルシウム

ポイント

- 一口大にする
- やわらかいものにする
- とろみをつける
（咀しゃくやえん下の状態に合わせて）

コラム

こんなときは何が効く？

肉体疲労編

Q1. デスクワークのつきもの
目の疲労に効くのは？

A ブルーベリー vs. B 親子丼

answer
B

目の疲労回復に効くアントシアニンはブルーベリーに含まれますが少量では効果が出にくいうえ、視神経の疲れを回復させるにはビタミンB_2が必要。これは卵や魚などのたんぱく質源に多く含まれています。

Q2. 実は肝臓の疲れでもある
慢性疲労には？

A カツ丼 vs. B 海鮮丼

answer
B

豚肉はビタミンB_1が豊富なので、カツ丼もおすすめですが、慢性疲労は肝臓の働きが衰えている場合が多いので、肝機能を促進するタウリンが豊富なイカやタコなどを含む海鮮丼もおすすめです。

Q3. 胃腸に負担をかけず免疫力を上げよう
食欲不振に効くのは？

A そうめん vs. B 野菜ポタージュ

answer
B

麺類は手軽ですが、そうめんの炭水化物だけでは栄養不足。にんじんやかぼちゃなど、食物繊維が多い野菜をポタージュにすれば胃腸に負担もかからず豊富なβカロテンで免疫力もアップします。

第3章

栄養素を逃さない最強調理法

「切って茹でて水にさらす」でほうれん草のビタミンが激減！

ビタミンCは水と熱で失われる

どんなに素晴らしい栄養素を含んだ食品でも、調理法によっては、台無しにしてしまうことも少なくありません。

たとえば、ほうれん草。ほうれん草に含まれる主な栄養素のひとつに「ビタミンC」があります。ほうれん草にはアクのもとである「シュウ酸」が含まれており、これをとり除くため、茹でてから水にさらすのが一般的な調理法です。ところがビタミンCは水に溶けやすく、茹でる、煮るなどの加熱調理に弱い性質があります。**茹でるだけで40％ものビタミンCが失われるうえ、水にさらすことでさらに多くのビタミンCが流出してしまうことになります。**

ほうれん草からビタミンCをとるなら生がベターですが、加熱によりかさが減り量をとりやすくなれば、損失があっても効率よくビタミンCをとることも可能です。**茹でる場合は、切り口からビタミンCが流れ出るのを防ぐため、根元を落としたりきざんだりせず、株ごと茹でるのが基本。30秒程度で火からおろし、水にさらすのも短時間で収めましょう。**ラップにくるんで電子レンジで加熱する方法もあります。

栄養素の損失を防ぐには、できるだけ新鮮なうちに消費することも大切。保存期間が長引くほど栄養素は失われてしまうので、買ってすぐに食べ切るか、冷凍するのがおすすめです。

ほうれん草のアク抜き方法

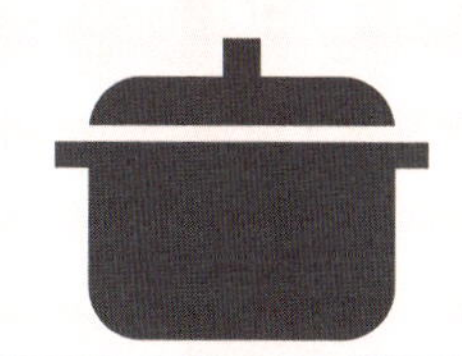

鍋で

たっぷりのお湯で30秒ほど塩茹でしたあと、冷水であら熱をとります。※かつお節で旨味を足すことで、アクの雑味をやわらげます。

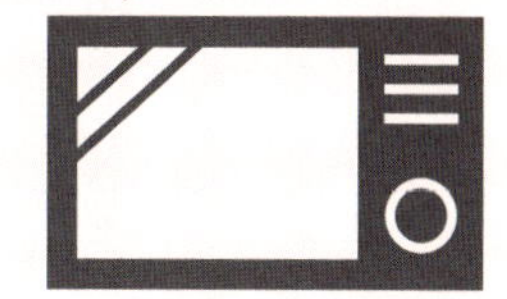

レンジで

食品用フィルムで包んで20秒ほど加熱し、冷水にさらします。
※多少アクは残ります。

ほうれん草の効率的な食べ方

スープで

ビタミンCは長時間の加熱に弱いので、できるだけそのまま食べるのがおすすめですが、煮汁も一緒に食べられるスープにすれば余すことなく食べることができます。

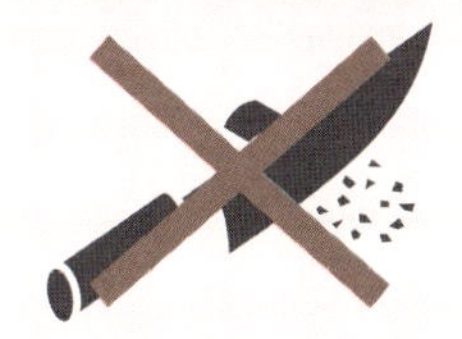

細かく切りすぎない

切り過ぎてしまうと断面からビタミンCが流れ出てしまうので注意が必要です。また、切ったところから酸化が進むので、早めに調理しましょう。

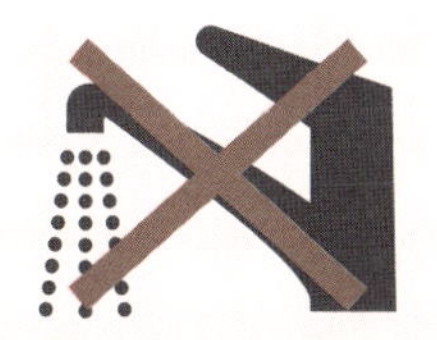

水にさらす場合は短時間

ビタミンCは水に溶け出しやすいので、必要以上に水洗いするのはやめましょう。茹でるよりも炒めたり、揚げたりするほうがビタミンCの損失を防ぐことができます。

こまめに食べる

ビタミンCは体内でつくることができないうえ、すぐに体外に排出されてしまいます。一度の吸収量が決まっているので、こまめに食べましょう。

にんじんは皮ごと食べなければ無意味？

皮に多いβ‐カロテンは油と好相性

にんじんを調理するとき、皮をむいて使っていませんか？ 実はこれ、せっかくの栄養素をムダにしてしまう食べ方なのです。

にんじんに含まれる主な栄養素は「β‐カロテン」。体内で「ビタミンA」にかわり、光を感知する網膜の色素をつくったり、皮膚や粘膜の細胞の再生を助けたりします。高い抗酸化作用があり、生活習慣病の予防にも役立っています。

にんじんのβ‐カロテンの含有量は、芯の部分よりも外側に近くなるほど多くなります。にんじんを丸ごと加熱してみるとよくわかりますが、にんじんの表面はごく薄い膜のような表皮で覆われており、この付近にβ‐カロテンが豊富に含まれているのです。ですから、にんじんを調理するときは、**よく洗って皮ごと使うのがベストです**。どうしても気になる場合は、皮むきグローブなどを使ってできるだけ薄く表皮だけを落とすようにすれば、栄養素の損失を少なくできます。

そして調理法を工夫することでβ‐カロテンの吸収をさらにアップさせることも。β‐カロテンは熱に強く、油との相性もよい栄養素です。生の場合と、**油で調理した場合の体への吸収率を比べると、その差はなんと8倍以上**。にんじんのしりしりやグラッセなど、油を使ったメニューで皮ごといただきましょう。

にんじんは皮が大切

にんじんは部位によって含まれる栄養素が異なります。葉の部分には食用部分の5倍のカルシウムが含まれています。また、にんじんの代表的な栄養素であるβ-カロテンは、中心部分よりも外側の部分が多く、その差は約2.5倍にもなります。

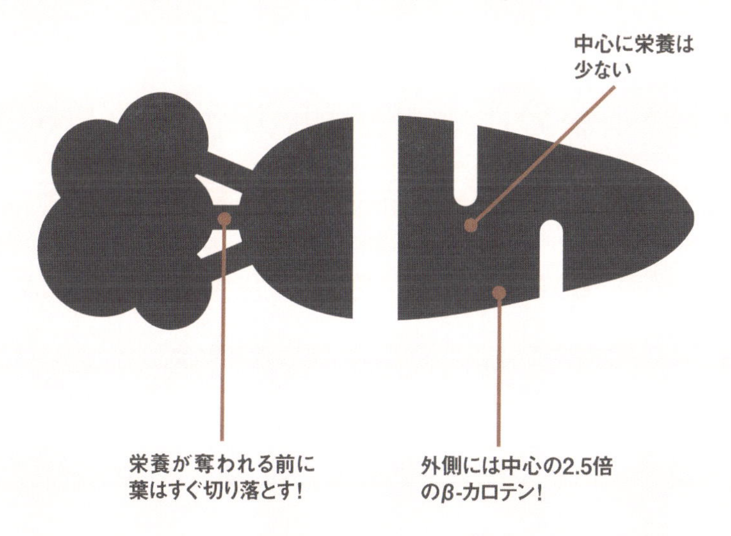

知っておきたいにんじんの食べ方

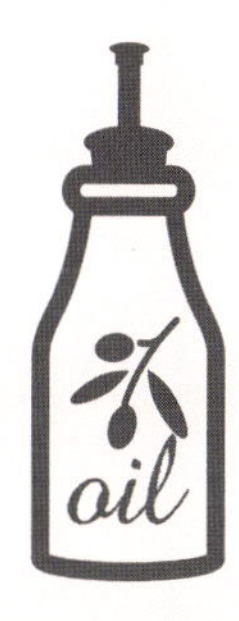

加熱時も生でも油脂と一緒に

にんじんに含まれるβ-カロテンは油との相性がよいので、炒めたり、植物油などで和えるとさらに吸収率が上がります。また、献立に肉や魚料理があれば、肉や魚の脂で吸収は促されます。

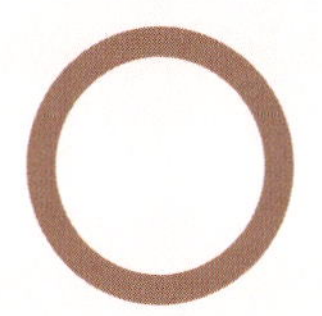

生の場合は注意

生のにんじんに含まれるアスコルビナーゼにはビタミンCを酸化させる作用があります(酢によってその作用は弱くなります)。ビタミンCが多く含まれる野菜と合わせると充分に摂取できなくなってしまいます。

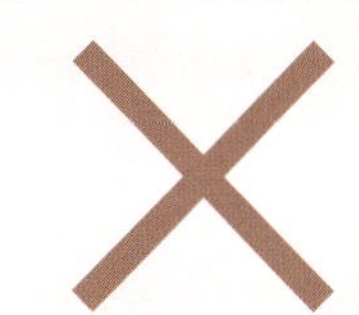

みそは栄養素の宝庫！毎日の味噌汁で健康に

具材をプラスして健康効果アップ

私たち日本人にとって欠かせない調味料である味噌。「味噌は医者いらず」といわれるほど、昔から体にいいものとして人々のあいだで親しまれてきました。

味噌は大豆を発酵させることでつくられます。この発酵こそが「ミソ」で、**大豆に含まれるたんぱく質は**通常の加熱調理では消化吸収がされにくいのですが、**味噌にした場合、酵素によって約60％が水溶化し、約30％がアミノ酸に変化するため吸収されやすくなります**。嬉しいことにこのアミノ酸には必須アミノ酸がすべて含まれています。

そんな健康によい味噌ですが、塩分が多い食品であるのは確か。**味噌汁にして食べるときは、健康効果のある野菜などを入れて具だくさんにしたり、昆布やかつお節でだしをとって旨味をきかせる工夫も大事です。**定番の具材、わかめに含まれるアルギン酸は動脈硬化の原因となるコレステロールを吸収してくれます。なめこなどのきのこ類に豊富なβグルカンは免疫力を高め、食物繊維を含むキャベツは便秘解消に。カリウムを含むたまねぎやじゃがいも、かぼちゃには塩分を排出して血圧を下げる効果が期待できます。

目的別に具材を変えて、味噌汁を毎日の食卓に取り入れてみましょう。

大豆は発酵することによって消化吸収しやすくなる

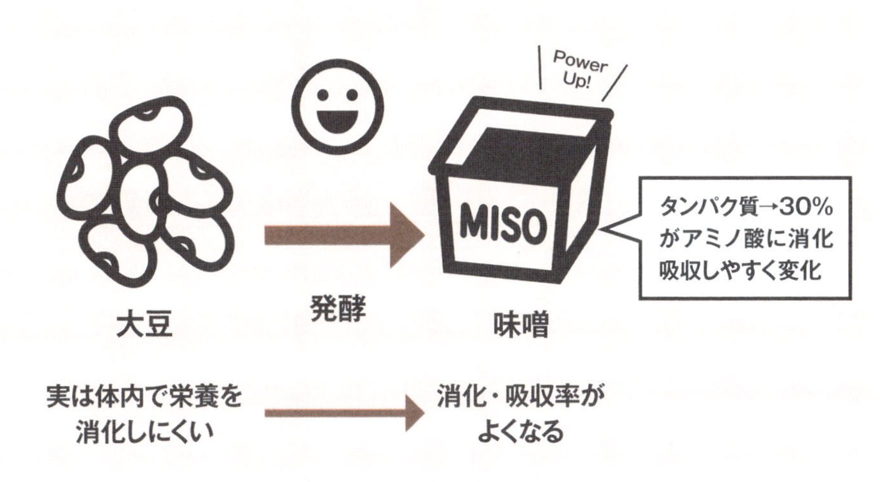

効果的な味噌汁のつくり方

火を止めて
10分たって
から溶く
50℃以下
○ 菌が生きている
70℃以上
× 菌が死んでしまう
味噌汁の効果
・がんを遠ざける
・認知症予防
・血圧低下
・アンチエイジング
・美肌 など

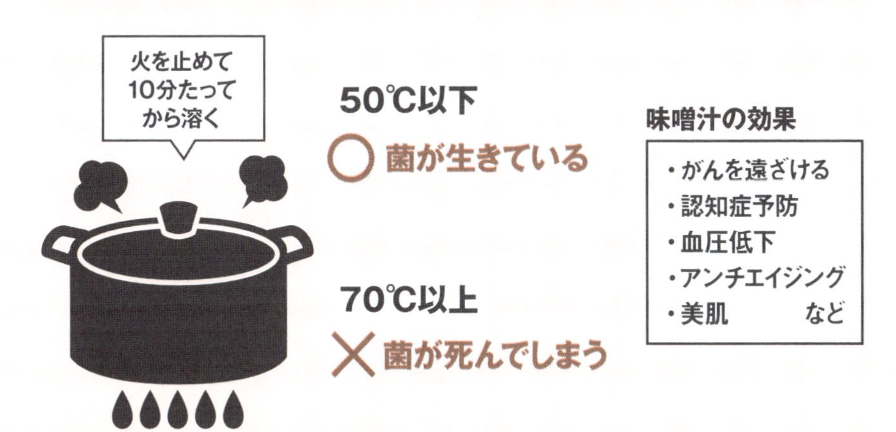

おいしさを引き出す野菜の切り方

おいしさや栄養を引き出す切り方を

食材は切り方を変えると食感や仕上がりも変わり、食のバリエーションが広がります。

キャベツの千切りは、葉脈に対し垂直に切るのが基本。繊維が断たれてふんわりした食感に仕上がります。春キャベツなど葉がやわらかいものは、葉脈に沿って切ることでシャキッとした食感が楽しめます。

たまねぎの繊維は根元から葉に向かって縦に通っています。繊維に沿って切ると食感が残りやすいため、炒め物やスープなど火を通す料理に向いています。一方、繊維に対して垂直に切るとやわらかな食感に。こちらはオニオンスライスやサラダにおすすめです。

たまねぎは切り方によって、栄養面でも違いが現れます。よくたまねぎは繊維に沿って切ると涙が出にくいといわれています。繊維に対して垂直に切ると細胞が断たれ、たまねぎの刺激成分が放出されやすくなるためです。つまりそれは、**より多くの栄養成分が放出され、摂取しやすい形になる**ということ。刺激臭の正体である「アリシン」をはじめ、たまねぎに含まれる「硫黄化合物」には、ビタミンB_1と協力して糖質の代謝を助ける作用や、血液をサラサラにする作用など、健康に嬉しい効果がたくさんあります。食材のおいしさや健康効果を引き出す、色々な切り方を知っておくと便利です。

料理に合わせた切り方を

繊維に沿って切った場合

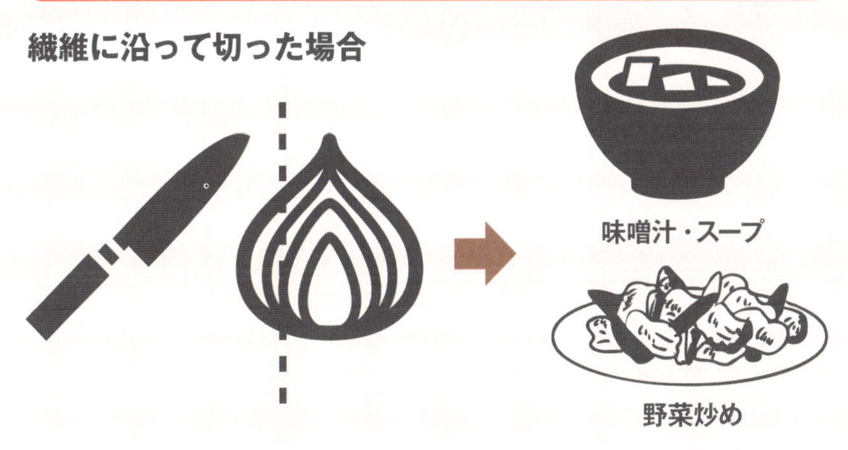

繊維に沿って切った場合はシャキシャキとした食感になります。加熱しても形が崩れにくいので、スープや炒め物などにおすすめです。

繊維に垂直に切った場合

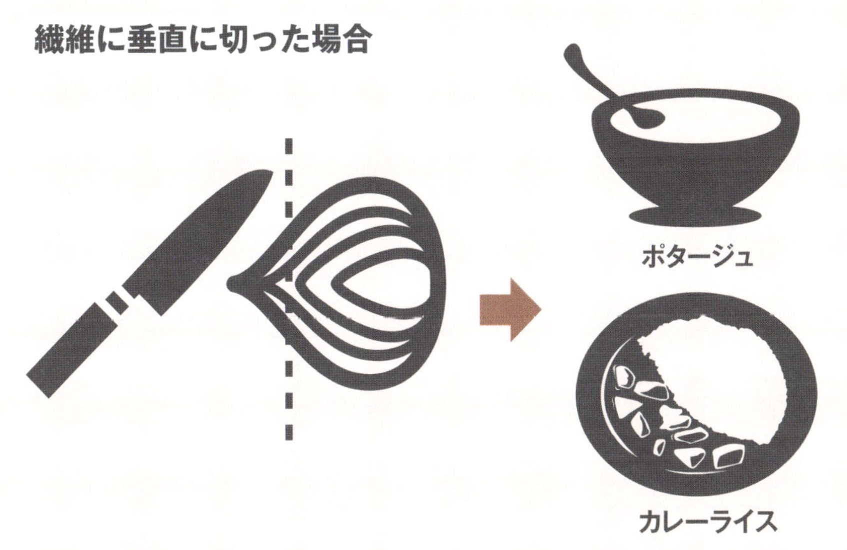

繊維に対して垂直に切った場合はやわらかくなり、食感が残りにくくなります。ポタージュスープやカレーに入れれば、うまみや甘みが増します。

ごまはすらないと健康効果はゼロ!?

栄養は種皮の中にゴッソリ!

ごまといえば、元気になれるというイメージが強いかと思います。具体的な栄養素として、老化防止や、肝機能の向上、がん予防にも効果があるといわれるゴマリグナン、血中の悪玉コレステロールの低下が期待できるオレイン酸、カルシウム、マグネシウム、ビタミンEなど数々の栄養素がぎっしりと凝縮されています。

しかしながら、そのごまのパワーは、硬い種皮の中に隠れています。きんぴらごぼうや、サラダなどに、そのまま振りかけて食べている方はいらっしゃいませんか? 実は、ごまは種皮を破らなければ、栄養素の恩恵を受け取ることができません。栄養の吸収率を上げるためにはすり鉢やミル、道具がなければ指で潰すなどして種皮を壊してから使用しましょう。また、実はごまは粒状のままとると食物繊維のような効果が得られるので、「すらずに食べるよさ」というのもあります。

そして、もうひとつ覚えておいてほしいのは、さらなるごまのパワー。**ごまは加熱すると、ゴマリグナンの一種セサモリンが、セサモールというとても抗酸化作用が高い成分に変わる**のです。これは、加熱の温度が高いほうが増えるので、フライパンなどでよく炒ってからすって食べることでごまのパワーを最大限に取り入れることができるといえるでしょう。

ごまの栄養はすらないと吸収されない

ごまは堅い皮で覆われている上に一粒がとても小さいので、人の歯で嚙み砕くことができずそのまま体外に排出されてしまいます。食べる前にすり鉢などですってから料理に使いましょう。

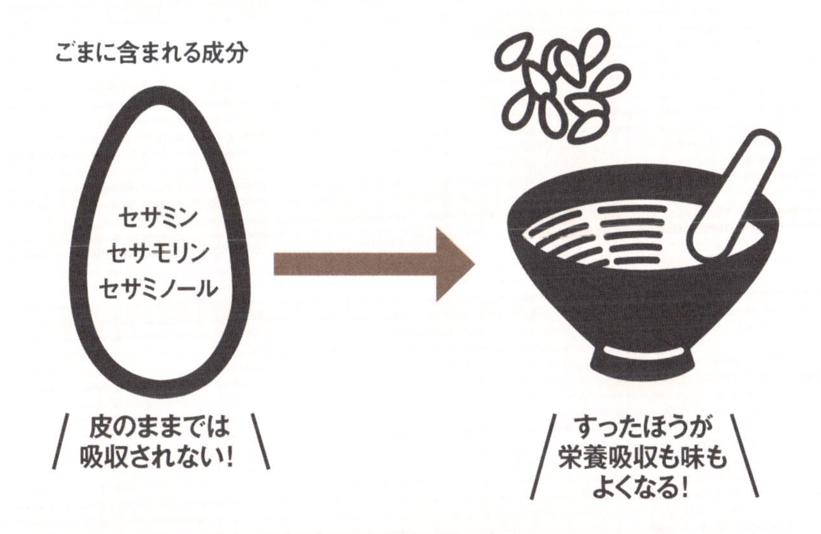

効果の出る摂取量

鍋料理に
すったごまを
1日大さじ
1~2杯！
おにぎりにまぜて
ごまプリンに

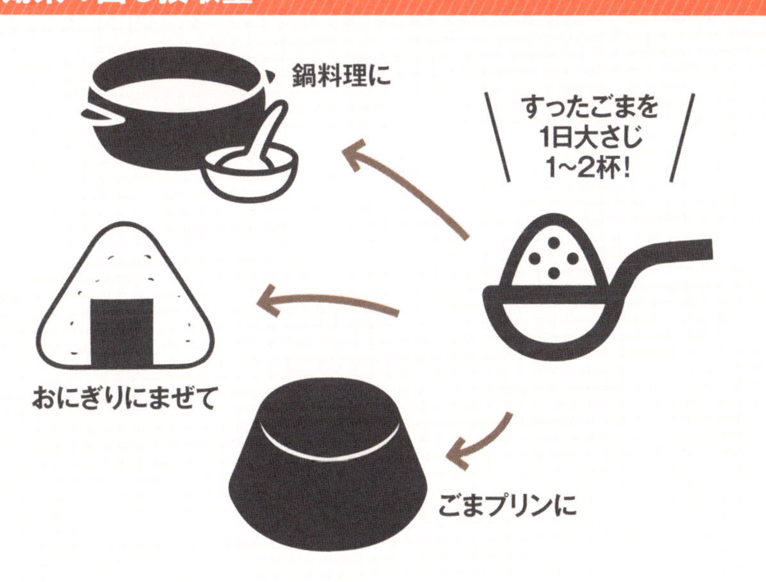

サラダにノンオイルドレッシングをかけても栄養が吸収されにくい

レタスやサラダ菜には、オイルをかけるべき

カロリーを気にして、サラダにかけるドレッシングやオイルを避けたり、ノンオイルドレッシングを選んだりする人もいますが、栄養素的にはもったいない食べ方かもしれません。

サラダに多く登場する**サニーレタスやリーフレタス、サラダ菜などにはビタミンAの一種β-カロテンが豊富に含まれています。β-カロテンは脂溶性ビタミンのひとつで、油脂と一緒に摂取することで、体への吸収率が格段にアップ**します。

脂溶性ビタミンと油の関係については、P.108でも詳しく触れますが、このビタミンを摂取するときに油脂と一緒にとらないと、せっかくのビタミンを体にわずかしか吸収することができません。同じカロリーや、健康を気にするのであれば、サラダ油やドレッシングをオリーブオイルや良質な油（P.100参照）へと替えてみたり、同じマヨネーズでもカロリーハーフのタイプを選んでみたりする工夫で十分。オイルをカットせずにバランスよく栄養素を取り入れることができます。

また、食事をトータルで考え、油脂を含んだメニュー（揚げものや脂ののった肉や魚）があれば、ドレッシングのオイルをカットするのもよい方法です。ちなみに、脂質摂取の目安量は1日50～60gですが、そのうち調理に使う油脂の量は20g（小さじ5）におさえましょう。

サラダ×油脂でビタミンを吸収

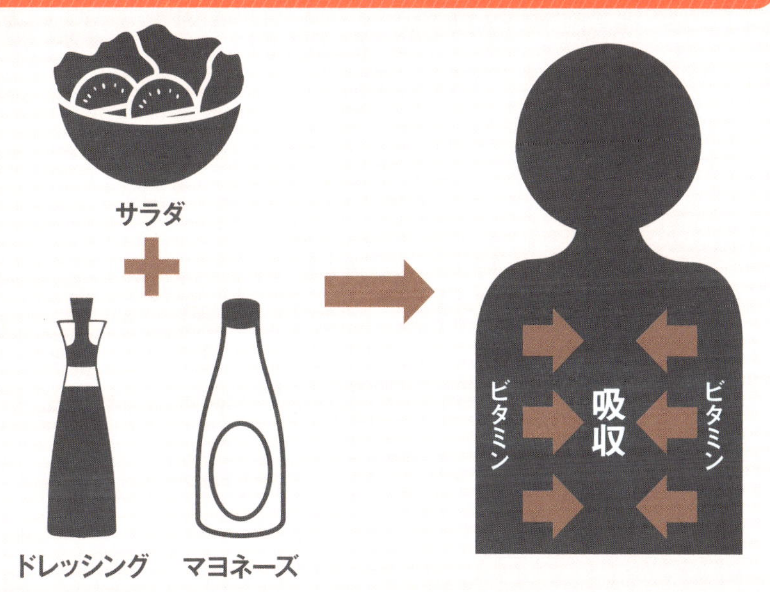

メニューに合わせて調整する

サラダ
ノンオイル
ドレッシング
脂質の多いメニューには
低カロリーの
ドレッシングで調整を
揚げ物

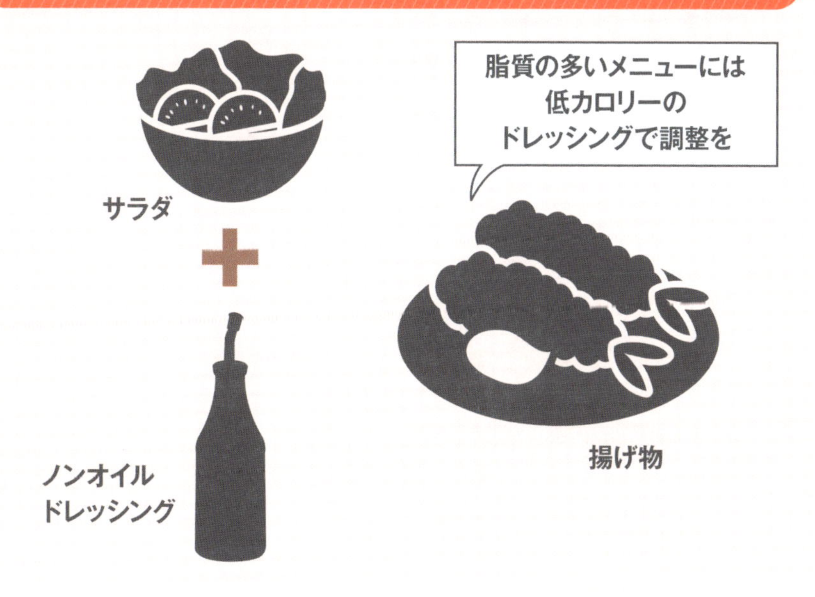

鮮度を保つ食材の保存法、劣化させる保存法

夏野菜は冷蔵庫が苦手

野菜にとって、冷蔵保存は望ましい保存法。**低温にすることによって、収穫後も続く野菜の呼吸を鎮静化でき、野菜の中のビタミン類やアミノ酸、糖などの減少を防ぐことができます**。

しかし、**全ての野菜が冷蔵保存に向いているわけではない**ことを覚えておいてください。原産地が暖かい国のさつまいもやさといも、「夏野菜」のなす、きゅうり、トマト、ピーマンなどは低温が苦手。なすなどを冷蔵庫で保存していると、茶色いくぼみのようなものができたことはありませんか？ これは、ピッティングとよばれる低温による代謝障害です。これらは、ファスナーつきの保存袋に入れて常温で保存したほうが長く鮮度を保つことができます（ただし30℃を超えるような夏場は冷蔵庫へ）。

また、「野菜は育った環境に似た状態で保存するとよい」という話もありますが、これは常温保存する場合の話で、冷蔵保存にはあまり関係のない話。ほとんどの野菜では鮮度や栄養素への影響がないと実証されています。

それよりも、**保存方法で最も重要なのは「湿度」を保つこと**。私たち人間と同じく、野菜にとって乾燥は致命的です。そこで、野菜を冷蔵保存する場合は、新聞紙や濡らしたペーパータオルで包んでから、ポリ袋やラップで包むと鮮度を保ち、栄養素の流出を防ぐことができます。

冷たいのが苦手な野菜

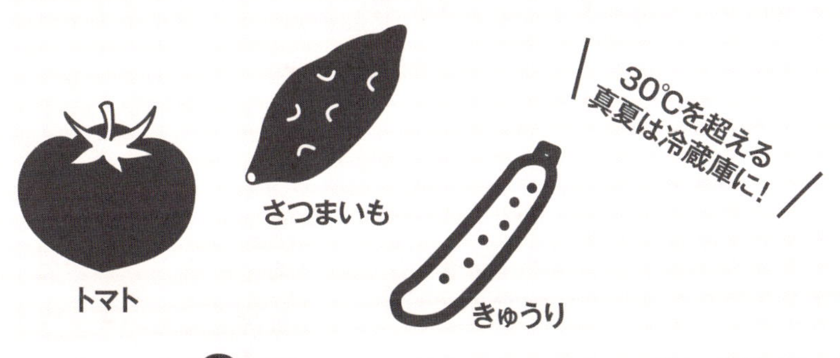

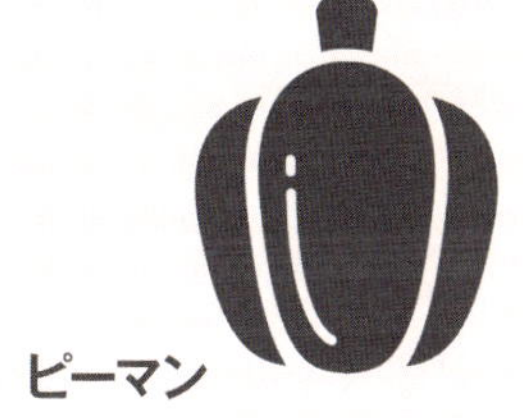

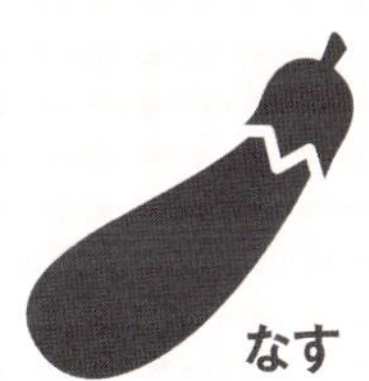

暖かい環境で育った夏野菜は、冷やすことで劣化を引き起こすものもあります。このような野菜はファスナーつきの保存袋に入れて常温保存したほうが長持ちします。

野菜を保存する3つのポイント

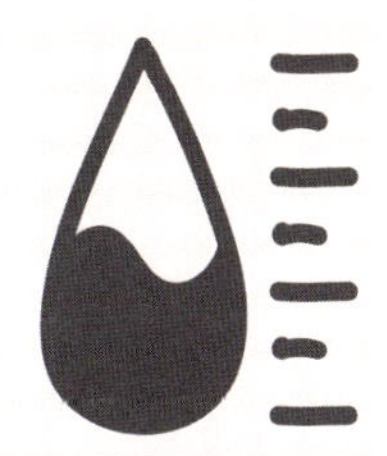

湿度

乾燥は野菜の致命的なダメージに。新聞紙や濡らしたペーパータオルなどでくるみ、ファスナーつきのポリ袋に入れるかラップで包みましょう。

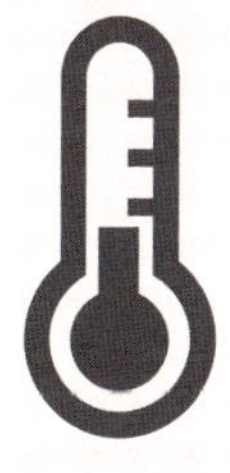

温度

夏野菜の場合は7～8℃が適切な温度といわれており、冷やし過ぎには注意が必要です。夏場は状況により冷蔵庫で保存しましょう。

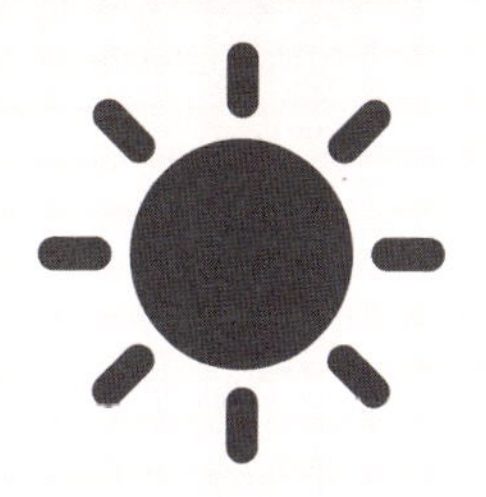

光

野菜に光が直接当たってしまうと、光合成を行ってしまい、野菜に含まれているアミノ酸やビタミン類などを消費してしまいます。

しじみのオルニチンは冷凍で8倍にアップ

肝臓の解毒機能をサポート

しじみに多く含まれることで知られる**「オルニチン」は、人の体でたんぱく質を構成する「アルギニン」というアミノ酸から合成される成分です。肝臓でアンモニアの毒素が解毒される際に働き、その機能をサポートしています**。昔から「二日酔いにはしじみ汁がいい」といわれていますが、事実、オルニチンには二日酔いの症状をやわらげる効果があると報告されています。また、疲労回復やストレスを軽減する効果にも期待が寄せられています。

しかし、オルニチンを多く含むしじみであっても、その含有量はごくわずかです。そんななか、オルニチンを効率よく摂取できるある方法が明らかになりました。それが、しじみを冷凍すること。**マイナス4℃でしじみを冷凍保存すると、生のときと比べ、オルニチンの量が8倍に増える**ことがわかったのです。

生で買ってきたものを冷凍する場合は、砂抜きをし、よく洗ってからポリ袋に入れ、新聞紙やキッチンペーパーにくるんで20時間を目安に冷凍しましょう。よりオルニチンを増やすには、ゆっくり冷凍するのが効果的。スーパーで扱われている冷凍しじみなら、いつでもストックしておけるので便利です。調理するときは解凍せず、そのまま味噌汁やスープに入れて煮出すだけ。簡単にオルニチンが摂取できます。

冷凍するだけでオルニチンが8倍に

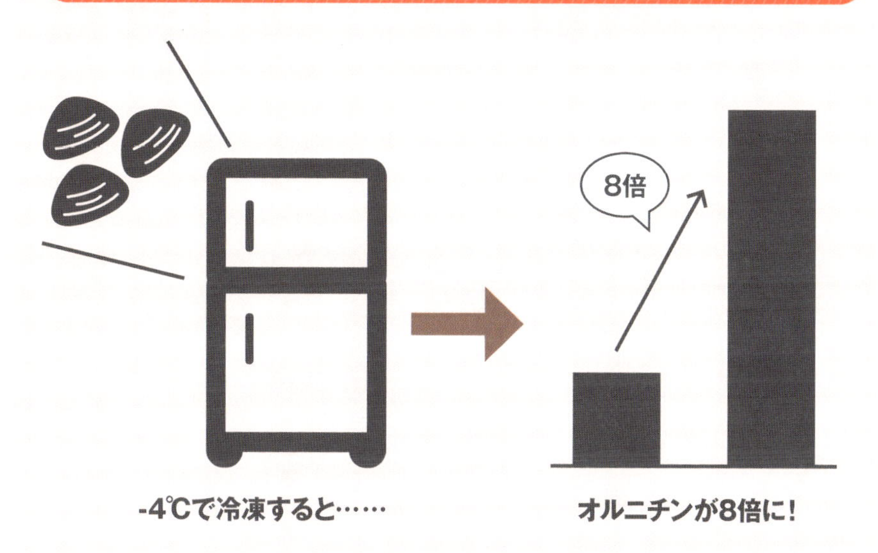

しじみの冷凍の仕方

ゆっくり
冷やすのが
ポイント！
新聞
透明ポリ袋

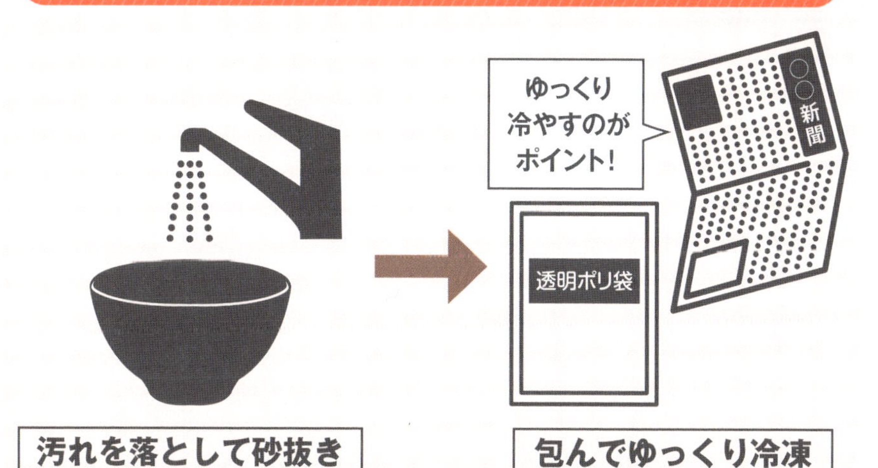

汚れを落として砂抜き

使うときは、解凍せずそのまま調理するので先に砂抜きをしておきましょう。

包んでゆっくり冷凍

洗ったしじみをポリ袋に入れ、新聞紙やキッチンペーパーで包み、冷凍。

しょうがは生と加熱するとで薬効成分が違う

ショウガオールとジンゲロール

生でも加熱しても、薬味や香味野菜として料理を引き立ててくれる頼もしい野菜、しょうが。煮魚や寿司では、魚の臭みを消してくれるうえ、強い抗菌作用や食中毒の原因菌の殺菌作用があることから、昔から生魚のつけ合わせとして重宝されてきました。

このしょうがの**辛みの成分ジンゲロールは、加熱や乾燥させることによって一部がショウガオールに変化し、さらに健康に嬉しい効能がプラスされます**。

ショウガオールはジンゲロールの抗菌・殺菌効果に加えて、抗酸化作用や免疫力を高め、さらには血中コレステロールを減らす作用や感染症予防にも効果があることがわかっています。また、多くの漢方薬でもしょうがが使用されており、体を芯から温める効果が未病に役立つ食材とされています。

また、生のしょうがの香りの主成分であるジンギベレンには、弱った胃腸の消化機能を回復させる作用、抗炎症作用、下痢の緩和や解毒の働きもあります。

この成分は、しょうがの細胞が破壊されると酵素が働き薬効が高まるので、**すりおろしたり、みじん切りにして生で食べることが効果的。酸化すると殺菌効果が損なわれるため、食べる直前に調理する**ことをおすすめします。

生と加熱した場合のしょうがの薬効成分の違い

しょうがの辛みの主成分であるジンゲロールは加熱するとショウガオールという成分に変化します。どちらも体によい成分なのですが、それぞれ効能が異なります。

生の場合

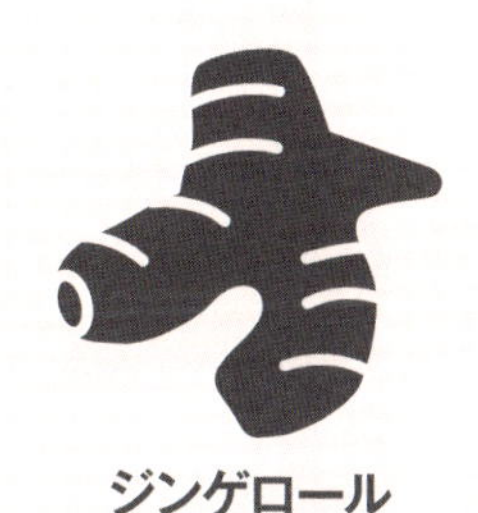

ジンゲロール

効果
食中毒の原因菌の殺菌
ピロリ菌の殺菌
血行促進　など

加熱した場合

ショウガオール

効果
抗酸化作用
コレステロールの減少
免疫力の向上　など

生でしょうがを食べるときのコツ

ジンゲロールは酸化しやすい性質なので、食べる直前に調理しましょう。また、ジンギベレンという成分には整腸作用や解毒作用があり、細胞が壊されるほど効果が高まるので、きざんだり、おろしたりして使うのがおすすめです。

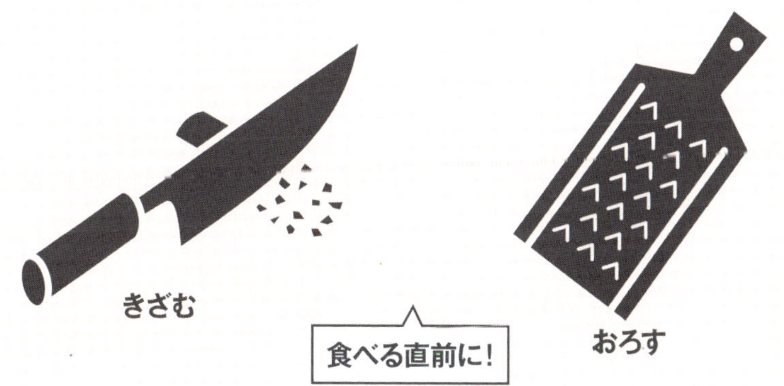

白菜は内側から使うべき

カット後も内→外へ栄養を送り続ける

白菜は、収穫した後や流通用にカットされた後であっても生長し続けています。

白菜を保存していると、内側が盛り上がってくる現象を見たことがあるのではないでしょうか。これは、一番外側の葉が、葉を増やしていくために必要な糖やグルタミン酸をつくり、中心部の葉へ送り続けているからです。このため、外側の葉はどんどん栄養価が失われていってしまいます。また、外側から食べ始めると、中心部にたどり着く頃には傷んでしまっていた、ということもよくあります。

そこで**白菜はまず、中心のやわらかい部分から使用しましょう。こうすることで、外側の葉は栄養価をとどめることができ、内側の葉に栄養を送らなくてもよくなるので、甘みが増していきます。**

中心部にはグルタミン酸が豊富に含まれています。外側の葉と比べると約14倍もあり、疲労回復にうってつけです。また、抗ストレス作用のあるGABAも根元を中心に含まれています。ほかにビタミンやカリウムも豊富。この栄養を逃さないためにも、白菜は内側から使いましょう。

なお、カット後は大変傷みやすくなっているため、新聞紙やラップでくるみ、冷蔵庫で保存するのが好ましいです。

白菜に含まれる成分

外側の葉には
ビタミンC!
骨などを丈夫に保ちます。
中心部分には
カリウムなどのミネラル類!
ほかの栄養素をサポートします。
中心から使おう!
根元部分には
GABA!
疲労回復に効果
があります。

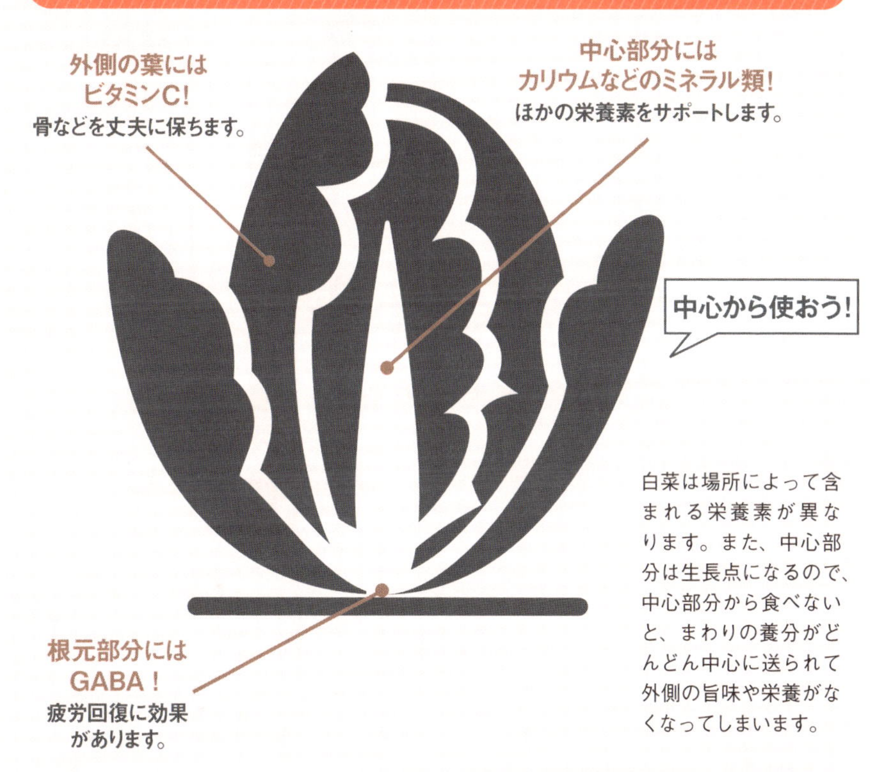

白菜は場所によって含まれる栄養素が異なります。また、中心部分は生長点になるので、中心部分から食べないと、まわりの養分がどんどん中心に送られて外側の旨味や栄養がなくなってしまいます。

白菜の賢い活用方法

葉がしっかりと巻いていて、ずっしりと重たいものがおいしい白菜です。芯の切り口が茶ばんでいるものは鮮度が落ちているので避けましょう。1/2や1/4にカットされたものは中心が平らなものがおすすめ。盛り上がっているものは外側の栄養が送られて生長してしまっています。

切り方

①根元から中心に向かって10cmほど切り込みを入れる。
②①で入れた切り込みに親指を入れ、開くようにして割る。
③中心の部分から使う分だけくりぬく。
④外側の葉を使う場合はざく切りに、中心部は細切りやそぎ切りにする。

フィトケミカルはスープにすると効率よく摂取できる

野菜の細胞壁を壊すことがカギ

現在も、様々な機関で研究が進められる注目の栄養素フィトケミカルは、野菜や果物に含まれる植物が植物自身の実を守るためにつくりだした成分のことです。よく耳にする緑茶のカテキンや、大豆のイソフラボン、ぶどうのアントシアニン、トマトのリコピン、にんじんのβ-カロテンなどもこれにあたります。

炭水化物や脂質などの生命活動に重要な五大栄養素には入っていませんが、強力な抗酸化力や免疫力を高める力、デトックス力や発がん抑止力があることがわかっています。

この**フィトケミカルは、頑丈な細胞膜に囲まれています。**きざんだり、ミキサーにかけたり**しても破壊されにくいのですが、加熱すると壊れやすくなる**ことから、スープにして食べるのが一番効率のよい摂取方法です。

野菜がやわらかくなるまで煮込めば、その野菜の約8～9割のフィトケミカルが溶け出します。さらに水に溶け出しやすい水溶性ビタミンやミネラルもスープにすることによって余すことなくとれるので、いいことずくめです。

毎日取り入れたいスープにするのにおすすめの野菜は、かぼちゃや、にんじん、たまねぎ、キャベツなど一年中手に入りやすく栄養価の高いものです。皮に栄養分が多いので、必ず皮ごと煮込んでください。

フィトケミカルとは

植物や果物、海藻などに含まれる色素や香りのもととなる成分。紫外線や有害物質などから身を守るためにつくられた物質なので、抗酸化作用を持つものが多く、第七の栄養素とも呼ばれます。

アントシアニン

抗酸化作用
コレステロール値の抑制

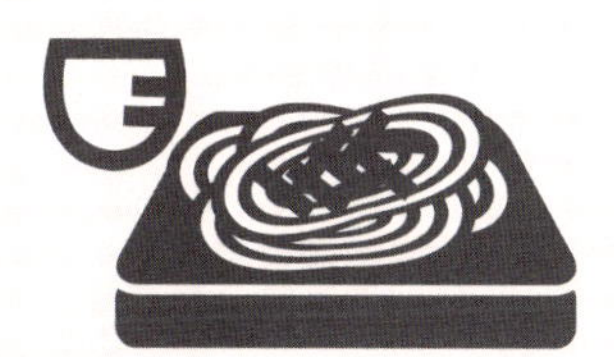

ルチン

毛細血管の強化
出血性疾患の予防

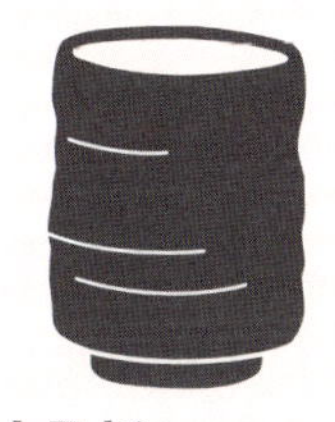

カテキン

抗酸化・殺菌作用
血液の凝固抑制

リコピン

シミ・脂肪蓄積の抑制
抗酸化作用

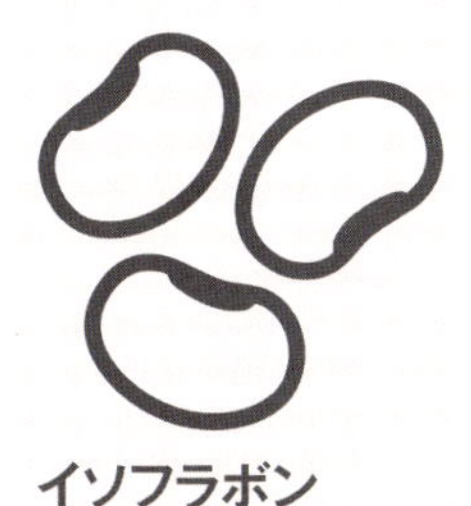

イソフラボン

女性ホルモンの調整
冷え症改善

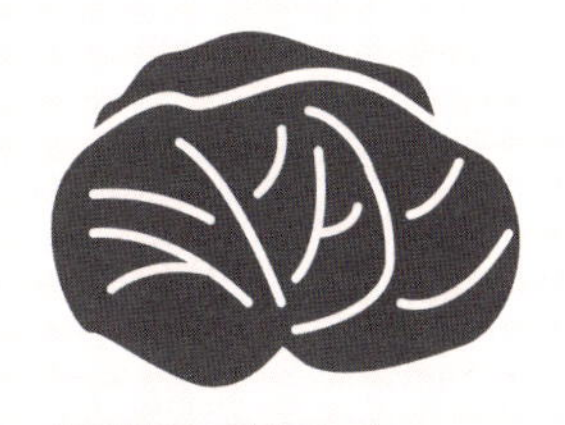

スルフォラファン

化学物質の解毒
がん予防

スープで細胞壁を壊す

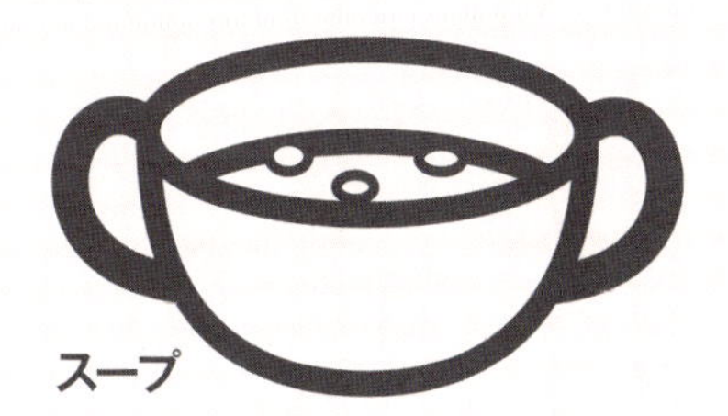

細胞壁を破壊できるスープならフィトケミカルが約8〜9割溶け出すので、効率よく栄養を摂取できます。

捨てるなんてもったいない！野菜の葉、茎、皮、種

いつも捨てる部分にこそ大事な栄養が

普段捨てられてしまうことの多い野菜の葉や茎、皮や種。でも、**本当はいつも食べている実の部分よりも栄養素が多かったり、本体にない栄養素を含んでいたりする場合があります。**調理や食べ方を工夫すればいくらでもおいしく貴重な栄養素をとれるのに、捨ててしまうとはなんともったいないことでしょうか。

よく知られているのがブロッコリーの茎です。茎にはモコモコした花蕾（からい）の部分と同等量のビタミンCが含まれています。**茎も含めて丸のまま火を通してから切り分けると、ビタミンCの流出を最小限に抑えられます。**

大根の葉にも本体にはほとんどないビタミンCが豊富。きざんで塩漬けにすれば、熱に弱いビタミンCを壊すことなく摂取できます。

β-カロテン豊富なかぼちゃは、種やわたの部分にビタミンEや不飽和脂肪酸など、生活習慣病の予防に役立つ栄養素が含まれています。そのまま使うと見た目や食感が悪いので、種とわたをだしパックなどに入れて、栄養素だけを煮出す方法がおすすめです。

皮や葉を食べる場合、気になるのが残留農薬。しかし、農作物の残留農薬の基準値はとても厳格に管理されているため、健康への悪影響を過度に心配する必要はありません。気になる場合は、調理前に水で丁寧に洗えば安心です。

野菜を捨てずに使う方法

野菜の皮や種には栄養がたっぷり含まれているので、捨てずに使いきりましょう。生ごみも減らすことができるので一石二鳥です。

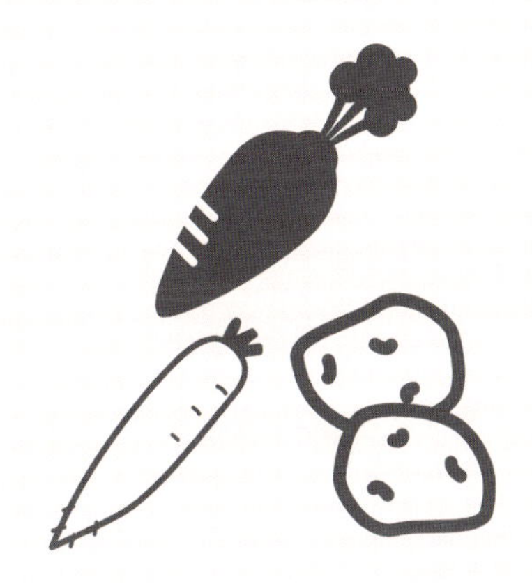

皮

にんじんや大根の皮はきんぴらに、新じゃがは茹でたあとそのまま潰してポテトサラダにするのがおすすめです。たくさん皮があるならまとめてかき揚げにしましょう。

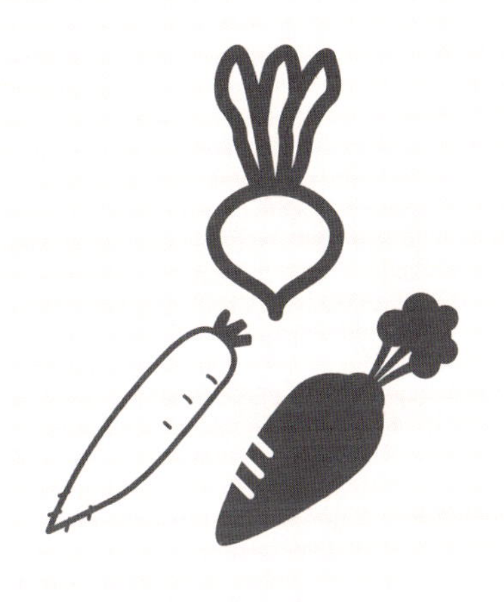

葉

にんじんや大根、かぶなどの根菜類の葉は炒めものやナムルに。細かくきざんで、まぜごはんにすれば彩りにもなります。

茎

ブロッコリーの茎は短冊切りにして浅漬けにするとおいしいです。炒めて食べることもできます。

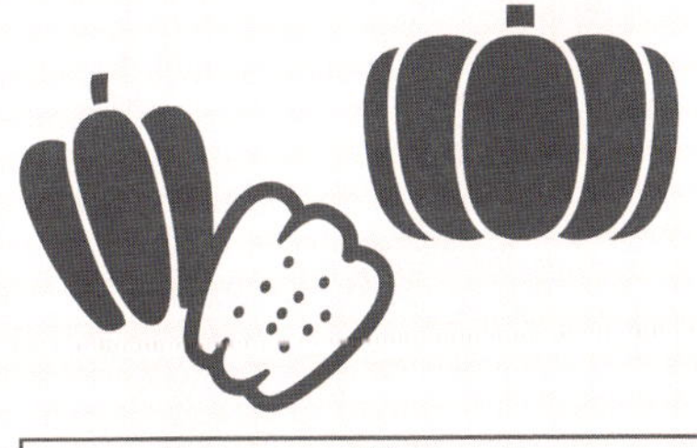

種

ピーマンの種やわたの部分は可食部なので、ソテーなどにして丸ごと食べることができます。かぼちゃの種は炒って、そのまま食べられるので栄養抜群のおやつにしましょう。

コラム

こんなときは何が効く？

男性に多い症状編

Q1. ついつい飲みすぎて、後悔していませんか？ 二日酔いに効くのは？

A しじみ汁 vs. B オレンジジュース

answer B

オレンジジュースのビタミンCはアルコールを分解したあとに出るアセトアルデヒドの分解を早めます。肝臓の働きを助けるタウリンとオルニチンを含むしじみ汁もよいですが、お酒を飲む前が◎。

Q2. 遺伝だと諦める前に食生活の見直しを 抜け毛予防に効くのは？

A ひじき vs. B アーモンド

answer B

ミネラルが多い海藻には髪の毛の材料になる栄養素が豊富ですが、抜け毛予防になるわけではありません。抜け毛予防には血行を促進するアーモンドなどビタミンEが豊富なナッツ類のほうがおすすめです。

Q3. 喫煙や過度のコンビニ食、塩分過多でドロドロに ドロドロ血液をきれいにするには？

A 青魚 vs. B もち麦

answer B

青魚のDHAやEPAは血栓を予防する作用がありますが、血液をサラサラにするには腸の大掃除も必要。もち麦の水溶性食物繊維は、腸で余分な脂質を排出して血液をサラサラにする作用があります。

第4章

五大栄養素とすごい効能

炭水化物ってどういうもの？

炭水化物とは糖質＋食物繊維

「炭水化物」は、たんぱく質、脂質と並ぶ三大栄養素のひとつ。**体内でエネルギー源として利用される「糖質」と、消化されずエネルギーとして利用しにくい「食物繊維」からなり、これらを合わせて炭水化物と呼びます**。よく炭水化物と糖質が同じ意味で使われることがありますが、**厳密には炭水化物≠糖質**なのです。

糖質はその構造によって、単糖類、二糖類（少糖類）、多糖類などに分けられます。このうち、ブドウ糖や果糖などの単糖類、ショ糖や乳糖などの二糖類を合わせて「糖類」と呼びます。糖質と糖類も混同されやすい言葉ですが、糖質という括り（くく）のなかに糖類があると考えるとわかりやすいでしょう。糖類のなかでもブドウ糖は脳にとって唯一のエネルギー源であり、私たちの体に欠かすことができません。

食物繊維の働きは、腸で余分な物質を吸着して体外へ排泄すること。水分を吸収して膨らみ、余分な糖質や脂質の吸収を抑える「水溶性食物繊維」と、水に溶けず腸を刺激し、便のかさを増やす「不溶性食物繊維」に分けられます。

人間は1日に摂取するエネルギー量のうち、50〜60％を炭水化物からとることが望ましいといわれています。食物繊維の摂取量は男性20g以上、女性18g以上が1日の目標です。健康的な食生活の目安にしましょう。

炭水化物の構成

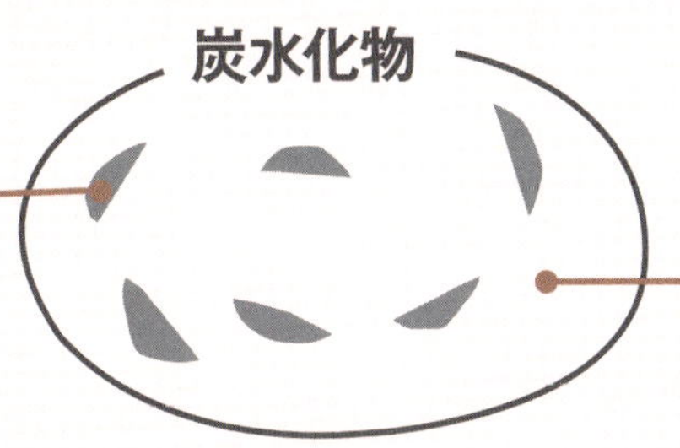

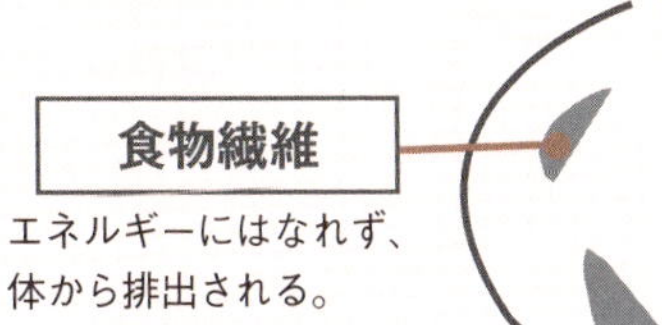

エネルギーにはなれず、
体から排出される。

糖質

消化したのち
体内に吸収され
エネルギーに変わる。

糖質と食物繊維の種類

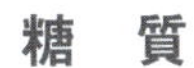

単糖類
ブドウ糖
果糖
ガラクトース

糖の最小単位なので、体に吸収されやすい。エネルギーに変わりやすい反面、血糖値を上げ過ぎてしまう恐れもあります。

少糖類
麦芽類
ショ糖
乳糖

単糖が2～9個結びついた糖。料理などに使う一般的な砂糖がこれにあたる。

多糖類
でんぷん
デキストリン
グリコーゲン

単糖が10個以上結びついた糖。甘みがなく、水に溶けない。

食物繊維

不溶性食物繊維

腸を刺激させて動きを促進させ、便の量を増やし排泄を促します。腸内の環境を整えてくれる働きもあります。

水溶性食物繊維

水分を吸収してふくらむ性質があります。体の中では糖質と脂質の吸収を妨げて排泄を促してくれます。

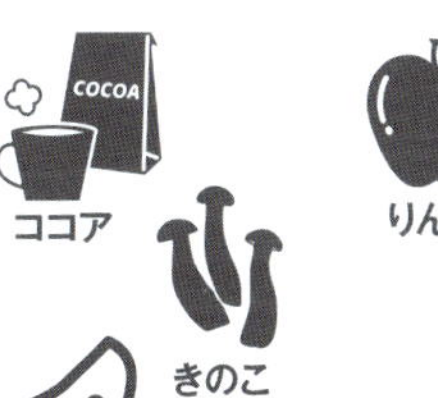

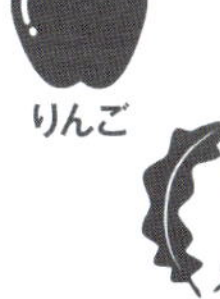

さつまいも

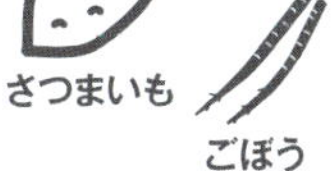

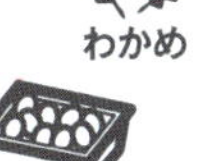

糖質をとり過ぎると太るのはどうして？

余った糖が脂肪へと変わる

脂質のとり過ぎが体脂肪を増やすのは明らかです。しかし、糖質のとり過ぎで体脂肪が増えるのはなぜなのでしょうか。

体内に入った糖質は、小腸でブドウ糖（糖）に分解されたのちに吸収され、血管を通して全身の組織へと運ばれます。糖が血管内にとり込まれると血糖値が上がり、すい臓からは「インスリン」が分泌されます。このインスリンの働きにより、糖は細胞のエネルギーとして利用されるようになるのです。ところが、**血管内に糖が増え過ぎたり、血糖値が急激に上がったりすると、インスリンの働きが追いつかず、糖はエネルギーとして利用されません**。余った糖は脂肪へと変えられ、肝臓や脂肪細胞へと蓄えられてしまいます。つまり、糖質のとり過ぎで太るのは、余った糖の仕業によるものなのです。

この仕組みを利用したのが、いま話題の「糖質制限ダイエット」です。糖質の摂取量を少なくすることで血糖値の上昇を抑え、余分な糖が脂肪に変わるのを防ぐのです。しかし、**過剰な糖質制限は栄養バランスを悪くし、別の不調や病気を引き起こしかねません**。太ってきたと感じたら、糖質を少し控えめにするとか、ベジファースト（P.26）を意識するだけでも効果はあります。無理な糖質制限はせず、糖質と上手につき合っていくことをおすすめします。

糖は脂肪に変わる

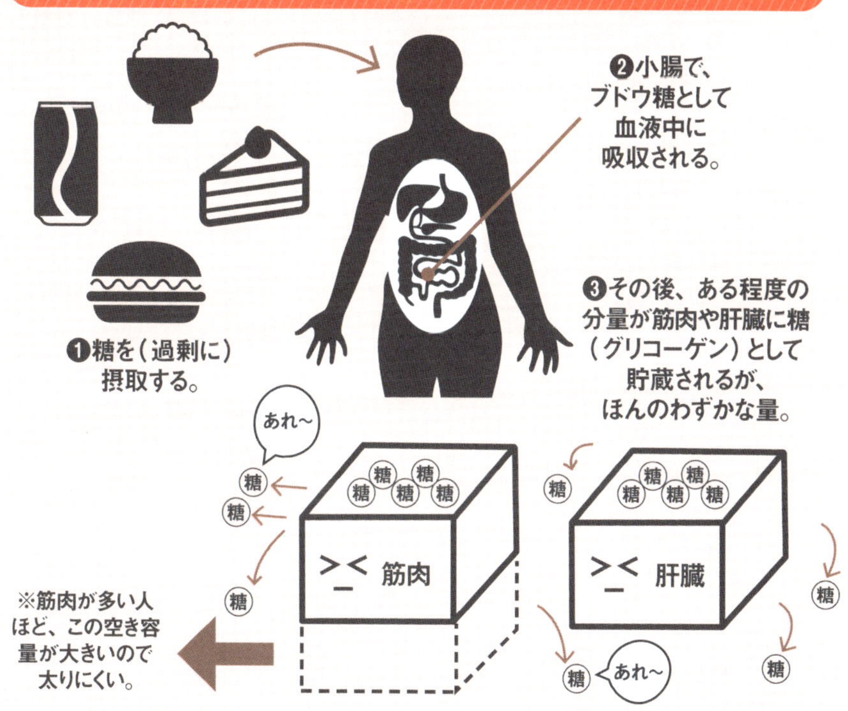
❶糖を（過剰に）
摂取する。
❷小腸で、
ブドウ糖として
血液中に
吸収される。
❸その後、ある程度の
分量が筋肉や肝臓に糖
（グリコーゲン）として
貯蔵されるが、
ほんのわずかな量。
あれ～
糖
筋肉
肝臓
あれ～
※筋肉が多い人
ほど、この空き容
量が大きいので
太りにくい。

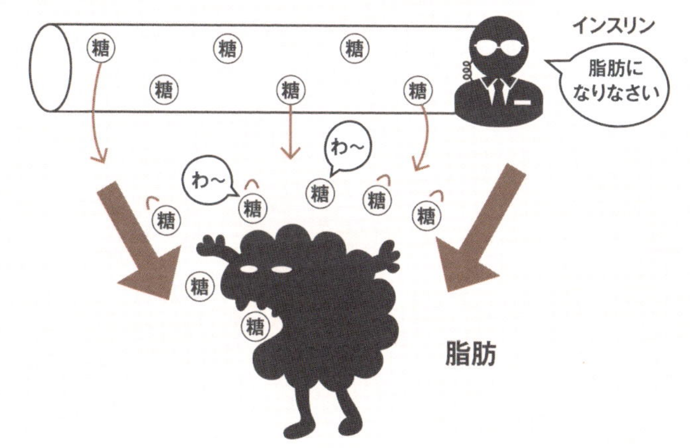
❹血中のブドウ糖が増えだすと、インスリンが分泌され
ブドウ糖を脂肪へ変える指令を出す。
インスリン
脂肪に
なりなさい
わ～
わ～
糖
脂肪

肌、筋肉などをつくる最強の栄養素「たんぱく質」

体をつくり正常に機能させる原料

筋肉や内臓、血液、骨、皮膚、爪、髪の毛など、私たちの体の組織をつくる材料になる栄養素が「たんぱく質」です。全身の様々な機能を調節する「ホルモン」や、消化や代謝を促す働きをする「酵素」の原料としても使われています。そのため、**たんぱく質が不足すると、筋力が弱くなったり、肌や髪の新陳代謝が衰えたり、体の各器官の正常な機能が失われたりと、全身に悪影響が及びます**。特に成長期の子どものたんぱく質不足は、筋肉や骨の発達の遅れや、成長ホルモンの分泌低下につながり、健全な発育が妨げられるおそれがあるのです。

このように重要な栄養素であるにも関わらず、**たんぱく質は体内に貯蔵しておくことができません**。そのため、毎日の食事から意識的にとる必要があります。一方で、たんぱく質のとり過ぎもまた体に害を及ぼします。**たんぱく質の分解は肝臓で行われるため、とり過ぎることで肝臓に負担がかかります**。さらに、たんぱく質が分解されるときに発生する毒素を排泄するため、腎臓にも大きな負担がかかるのです。また、肉や卵、乳製品などの動物性たんぱく質のとり過ぎは、同時に脂質のとり過ぎにもなり、肥満や生活習慣病の原因となります。

とり過ぎず、不足し過ぎずの適量を守ることが、たんぱく質摂取のポイントです。

たんぱく質はビタミンB₆との相性がよい

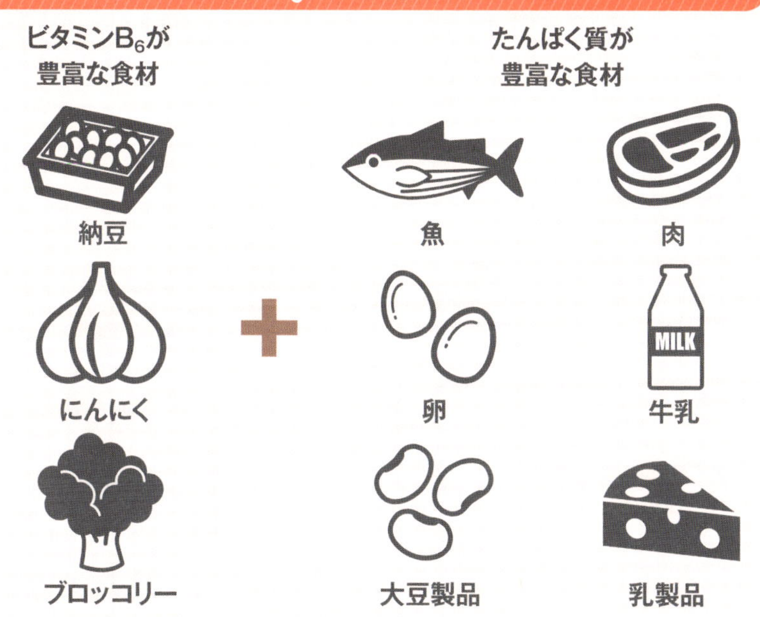

たんぱく質は、体の中に貯蔵できないので、毎日適量を摂取することが大切。ビタミンB_6と一緒に摂取すると、分解や合成がされやすい。

身体の2割はたんぱく質でできている

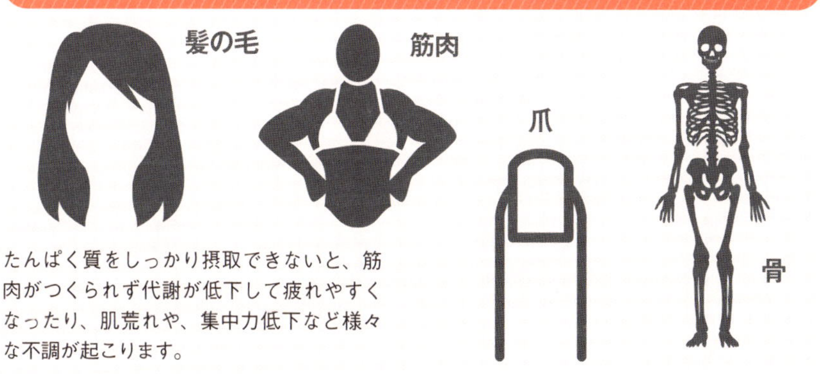

たんぱく質をしっかり摂取できないと、筋肉がつくられず代謝が低下して疲れやすくなったり、肌荒れや、集中力低下など様々な不調が起こります。

よく聞くアミノ酸とはいったい何？

たんぱく質を構成する〝超〟重要な物質

人の体をつくる約10万種類ものたんぱく質は、たった20種類の「アミノ酸」の組み合わせによって構成されています。食事でとったたんぱく質はまず体内でアミノ酸へと分解され、体に必要なたんぱく質へと再合成されて利用される仕組みになっています。

20種類のアミノ酸のうち、**体内で十分に合成できない9種類のアミノ酸を「必須アミノ酸」、それ以外の11種類を「非必須アミノ酸」と呼びます**。どちらも私たちの体づくりに欠かせないアミノ酸であることに変わりはありません。しかし、必須アミノ酸は体内で生み出せない分、意識して摂取することが大切なのです。

そこで参考になるのが、たんぱく質を含む食品の「アミノ酸スコア」です。これは、食品に含まれるたんぱく質の〝質〟を評価する指標。満点の100に近いほど、9種類の必須アミノ酸がバランスよく含まれていることを意味します。**必須アミノ酸の割合が適切であるほど、利用効率のよい良質なたんぱく質であるといえ、より健康な体づくりに役立つ**というわけです。

アミノ酸スコアの高い食品としては肉、魚、卵、牛乳で、いずれも100。植物性たんぱく質では大豆がハイスコアです。これらをとり入れることで、必須アミノ酸をもれなくカバーできるバランスのよい献立になります。

アミノ酸スコアとは

アミノ酸スコアとは、体の中でつくることができないため、食事で摂取しなくてはならないたんぱく質です。アミノ酸スコアとは、9種ある必須アミノ酸すべてがバランスよく含まれている食品を表す数値で、良質なたんぱく質や高たんぱく質を選ぶ目安の数値となっています。

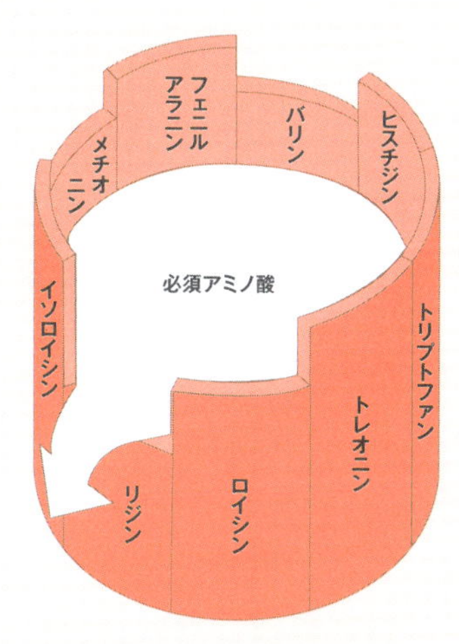

9種の必須アミノ酸の中で、ひとつでも含有量が低ければ、ほかの8種もそこに合わせた数値となります。

主な食品のアミノ酸スコア

牛肉
100
100
鶏肉
100
魚類
100
卵
100
大豆
93
白米
100
豚肉
85
トマト
66
たまねぎ
100
チーズ
77
チンゲン菜

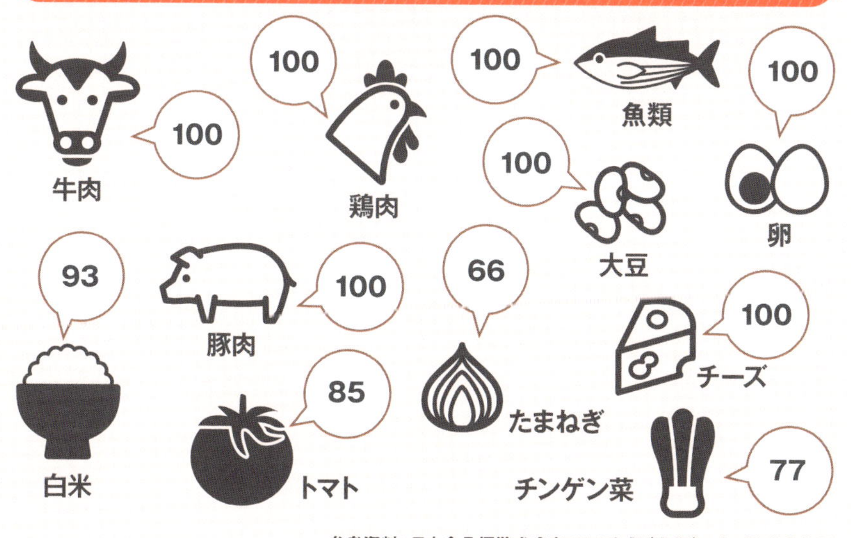

参考資料：日本食品標準成分表 2015年版（七訂）アミノ酸成分表編

「脂質」はダイエットでは超重要！

「肥満のもと」以外にも大切な役割が

脂質は1g当たり9kcalの熱量を生み出す効率のよいエネルギー源です。エネルギーとして消費しきれなかった分は、皮下脂肪や内臓脂肪として蓄えられ、体温の維持や臓器の保護にも役立てられます。さらに脂質には、体の機能を調節するホルモンや細胞を包む細胞膜の材料になったり、脂に溶けやすいビタミンの吸収を助けたりする役割もあります。

このように私たちの体内で活躍する脂質ですが、とり過ぎると肥満をはじめ、動脈硬化や心筋梗塞などの生活習慣病を引き起こしかねません。そのため、脂質は「なるべく制限したほうがよいもの」と思われがちですが、実は**肥満を気にする人にこそ味方となってくれる栄養素**でもあるのです。油っこい料理は胃もたれしやすいですが、それは裏を返せば、脂質には満腹感を持続させる効果があるということ。ダイエット中だからとあっさりしたものばかり食べて、結局空腹感に耐えられずドカ食いしてしまった経験はありませんか？　そうなるよりも、**まずは脂質を適度にとってしっかり満腹感を得ること**。脂質の目安は1日に必要なエネルギー量の約20～25%です（1日1800kcalなら40～50g）。そのうえで、間食を控えたり、運動を増やしたりしてバランスをとるほうが、ダイエットは成功しやすいのです。

脂質は大切な栄養素

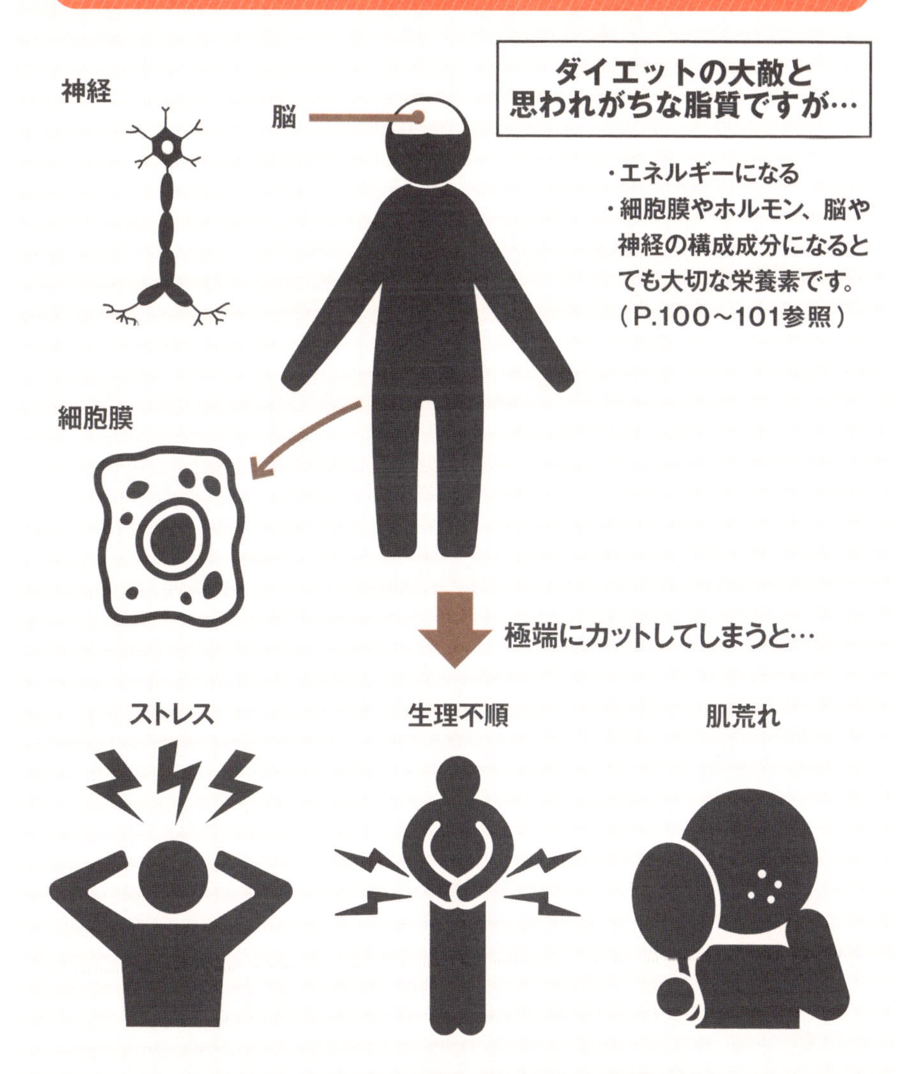

さらには、脳疾患や心疾患まで
引き起こすリスクも！

体にいい油ってどんな油？

脂質の性質を決めるのは脂肪酸

脂質といっても様々な種類があり、それぞれのタイプによってその性質は大きく異なります。**脂質の性質は主成分である「脂肪酸」によって決まります。**脂肪酸はそれぞれの構造の違いから、「飽和脂肪酸」と「不飽和脂肪酸」に大別されます。飽和脂肪酸は主に動物性の油脂に、不飽和脂肪酸は植物性油脂や魚の油に含まれています。不飽和脂肪酸はさらに「一価不飽和脂肪酸」と「多価不飽和脂肪酸」に分けられ、多価不飽和脂肪酸は「オメガ3系」や「オメガ6系」などの系列に分かれます。

近年の健康油ブームで話題となっている「アマニ油」や「エゴマ油」には、オメガ3系の脂肪酸である「α-リノレン酸」が含まれています。また青魚に含まれる「エイコサペンタエン酸（EPA）」や「ドコサヘキサエン酸（DHA）」もオメガ3系の脂肪酸です。**オメガ3系脂肪酸には、血中の中性脂肪や悪玉コレステロールを低下させる働きがあることがわかっています。**

α-リノレン酸をはじめ、体内で合成できない脂肪酸は「必須脂肪酸」として毎日の食事からとらなければなりません。一方、飽和脂肪酸は血中脂質を増やすため、とり過ぎを控える必要があります。脂質を適切にとるためには、このような脂肪酸による性質の違いを理解しておくとよいでしょう。

油（脂）の種類とポイント

	種類			主な脂肪酸	主な食品	特徴
脂肪酸	飽和脂肪酸	長鎖脂肪酸		パルミチン酸	・ラード ・肉類の油 ・バター	常温で固体。体に吸収されやすく、エネルギーとして使われやすい反面、体に蓄積しやすく、太りやすい油です。
		短鎖脂肪酸		酪酸		
		中鎖脂肪酸		ラウリン酸	・ココナッツオイル	植物性のココナッツオイルは体に蓄積しにくいといわれています。脳のエネルギー不足を補ったり、記憶力の低下を抑えるという報告もあります。
	不飽和脂肪酸	多価不飽和脂肪酸(加熱に弱い)	オメガ3	α-リノレン酸 EPA DHA	・サバやサンマなどの青魚 ・エゴマ油・アマニ油・シソ油	α-リノレン酸は、体内でEPAやDHAに変わり血液中の中性脂肪を下げ脳を活性化する、アレルギー症状を抑えるなど体の健康を維持するたくさんの効能があります。
			オメガ6	リノール酸 アラキドン酸	・レバー・卵白 ・くるみ・ベニバナ油・ごま油	悪玉コレステロール値を下げますが、とりすぎるとアレルギーの原因になることも。
		一価不飽和脂肪酸(加熱に強い)	オメガ9	オレイン酸	・オリーブ油 ・菜種油 ・キャノーラ油	不飽和脂肪酸の中でも酸化に強く、加熱調理に向いています。動脈硬化、心疾患、高血圧、などの生活習慣病を予防したり悪玉コレステロールを減らす働きをします。また、お通じがよくなる効果も期待できます。

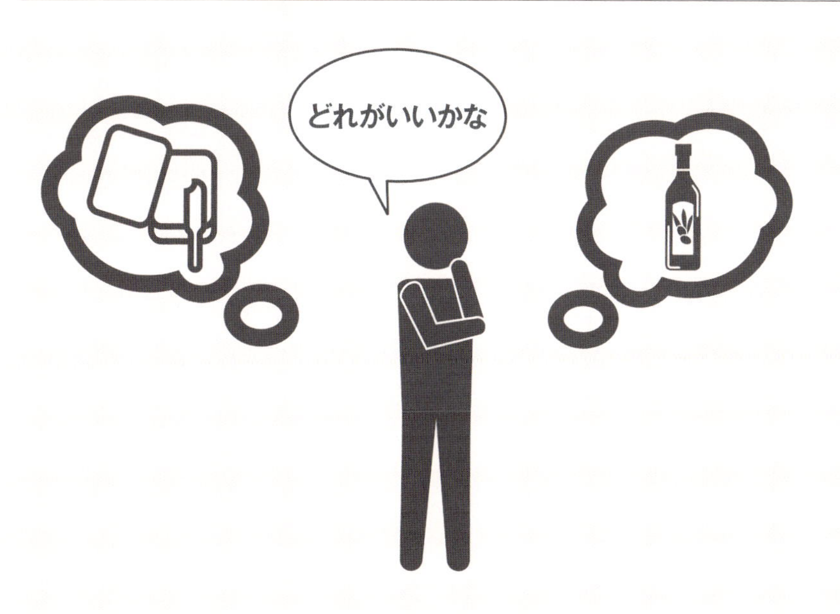

最高の腸内環境を整える食物繊維

便通をスムーズにして腸をきれいに

食べ物に含まれる炭水化物のうち、糖質以外のものが「食物繊維」です。体内で担う働きの重要性から、五大栄養素に次ぐ「第六の栄養素」と呼ばれることもあります。食物繊維はそれぞれの性質によって、「水溶性食物繊維」と「不溶性食物繊維」に分けられます。

水溶性食物繊維は水に溶ける性質の食物繊維で、野菜や果物に含まれる「ペクチン」、海藻の粘り成分である「アルギン酸」などがあります。**老廃物を包み込んで便と一緒に排出したり、便をやわらかくして便通をスムーズにしたり、糖の吸収スピードを遅らせ血糖値の急上昇を抑**えたりといった役目を担っています。

不溶性食物繊維は水に溶けないタイプの食物繊維で、大豆の「セルロース」が代表的。**水分を吸収してふくらみながら腸を移動し、腸を刺激することで排便を促します。**

また、この2種類以外にも、穀物や豆類の調理や加工の過程で生まれる食物繊維の一種で「難消化性でんぷん」があります。腸内細菌によって分解され、腸内の善玉菌が育ちやすい環境をつくる手助けをしています。

これらの**食物繊維をとり続けることで、腸内環境のよい状態をキープすることができます。**逆に不足すれば便通が滞り、悪玉菌が増えて腸内環境も悪化してしまうのです。

食物繊維は2種類ある

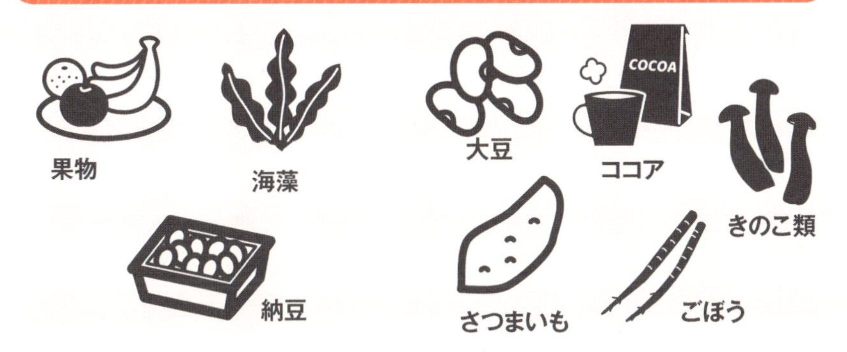

水溶性食物繊維を多く含む

便をやわらかくする働きがあって、排便がスムーズになります。とり過ぎると下痢をおこしてしまうこともあります。

不溶性食物繊維を多く含む

水分を吸い込んでふくらみ、腸を刺激して排便を促しますが、とり過ぎると、便が固くなって排便の邪魔になることも。便秘の人は要注意です。

便秘の人は不溶性食物繊維に要注意

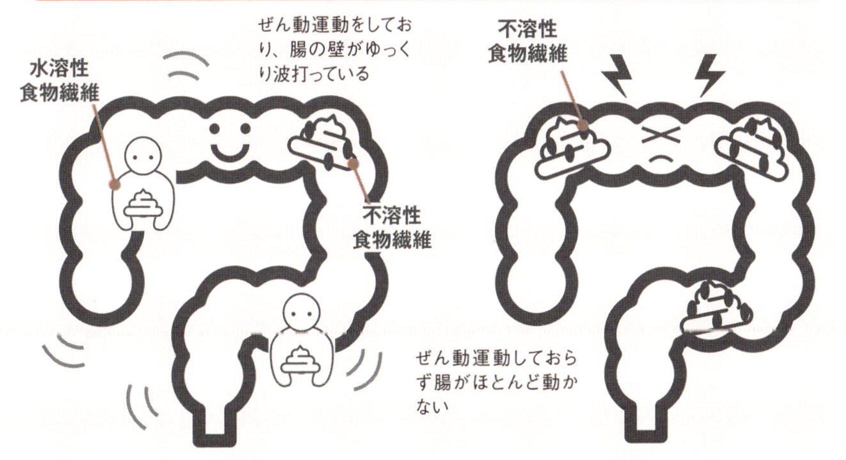

快便の人は、腸がぜん動運動しており、水溶性食物繊維や不溶性食物繊維で、ますます快腸！

便秘症の人は、腸のぜん動運動をせず、不溶性食物繊維をとると便のカサが増し過ぎてますます便秘が悪化しやすい。

便が臭いのは腸が悪玉菌だらけだから！

善玉菌を増やして腸内環境を良好に

便は単に食べ物の残りカスが集まったものではありません。健康な人の場合、便の7～8割が水分で、残り2～3割を腸内細菌とその死骸、腸からはがれた粘膜、そして食べ物の残りカスが占めています。

健康な腸内環境であれば、便はそれほど強い臭いはしないもの。腸内細菌のなかの乳酸菌やビフィズス菌といった「善玉菌」が、食べ物のカスを発酵させ、腐敗の進行を抑えてくれるからです。しかし、**大腸菌などの「悪玉菌」が増えると腸内環境が悪化。臭いのキツイおならが出たり、便に悪臭がするようになったりします。**

腸内環境が悪化するいちばんの原因は、「腸内細菌叢」のバランスが崩れてしまうこと（P.32を参照）。悪玉菌が多く善玉菌の少ない環境では、腸の中の有害物質が増える一方です。ヨーグルトや漬物、味噌など、**乳酸菌を含む食品を継続的にとることで、善玉菌が優位に働く環境を整えることができます。**

また、食物繊維の働きも腸内環境に大きく影響を与えます。食物繊維は腸内で善玉菌のエサになるほか、便をやわらかくしたり、便のカサを増やしたりして便通を整える働きがあります。便が腸に長くとどまれば、それだけ悪臭がしやすくなるのも当然ですから、食物繊維をとって便秘を防ぐことも大切なのです。

食べるもので腸内環境が変わる

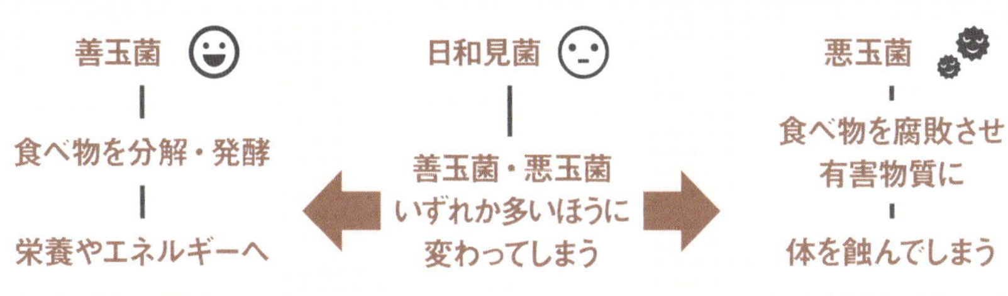

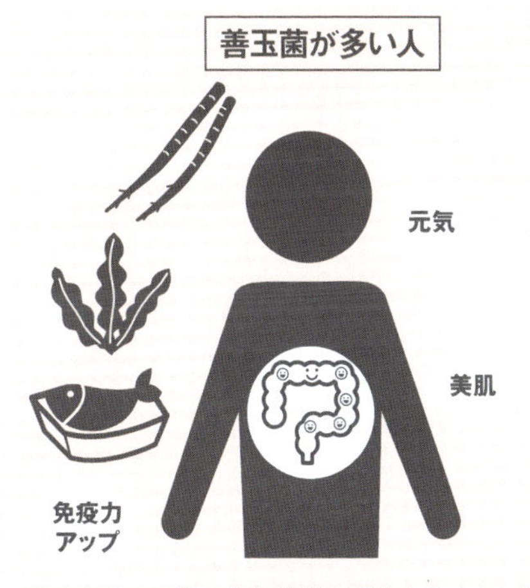

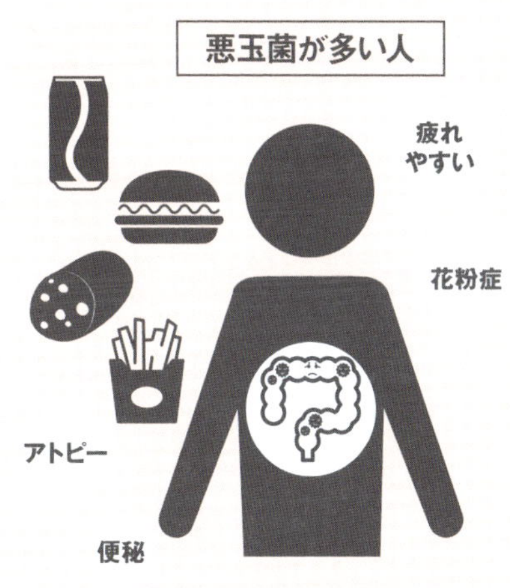

腸をきれいに保つ食物繊維や野菜をたくさん摂取している人の腸には多くの善玉菌が。自然と腸内もきれいになり、健康で活き活きとしています。

腸内は腐敗しておならやウンチが臭くなります。体調も悪く、さらには口のにおいまで臭くなってしまうこともあります。

ウンチは健康のバロメーター

理想的な便は黄色〜オレンジがかった色。腸内には善玉菌がたくさんある証拠。逆に危険なのは、灰色〜黒色の便。腸内は悪玉菌だらけで、滞在している時間が長く病気の原因にもなりえる。水状やコロコロウンチも腸内環境が悪い証拠。

ビタミンって何の役に立つの？

ほかの栄養素の機能をがっちりサポート

「ビタミン」の役割をひと言で表すなら、「縁の下の力持ち」がふさわしいでしょう。炭水化物、脂質、たんぱく質の三大栄養素のように、直接エネルギー源になったり、体の組織をつくる材料になったりはしません。ですが、**ほかの栄養素がしっかりと働けるようサポートするのが、ビタミンの大切な役目**。私たちの体が正常な機能を保ち、健康でいられるのもビタミンのおかげといって過言ではありません。

ビタミンは全部で13種類あり、「脂溶性ビタミン」と「水溶性ビタミン」に分けられます。

「脂溶性ビタミン」は、ビタミンA・D・E・Kの4種類。文字どおり**油に溶けやすい性質で、油脂と一緒にとることで体への吸収が高まります**。熱に強く、調理をしても壊れにくいという長所がある一方、とり過ぎることで過剰症が生じるおそれがあります。

「水溶性ビタミン」は、ビタミンC・B群をはじめとする9種類。こちらは**水に溶けやすく、熱に弱い性質があるため、調理によって失われないよう工夫が必要です**。また、体に蓄えておけないため、欠乏症には要注意です。

いずれのビタミンも必要量は微量ながら、体内の合成だけでは十分にまかなうことができません。毎日の食事から適量を意識してとるよう心がけましょう。

ビタミン群は、三大栄養素など他の栄養素の名サポート役

ほかの栄養素と合成して体への吸収を助けます。また、細胞を活性化し免疫力を高める働きもある体の健康維持や元気に欠かせない五大栄養素のうちのひとつ。大きく水溶性と脂溶性の2つに分けられます。

脂溶性ビタミン

油に溶けやすく、熱に強い。油炒めやオイルドレッシング入りのサラダなど、良質な油と摂取しましょう。とりすぎると体に蓄積され、過剰症を引き起こすことがあるので注意が必要。

ビタミンA

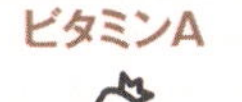

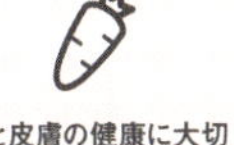

目と皮膚の健康に大切

ビタミンD

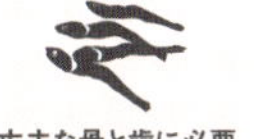

丈夫な骨と歯に必要

ビタミンE

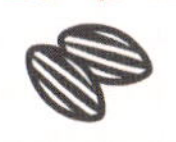

体を酸化から守る

ビタミンK

出血を止めたりカルシウムの吸収の補佐をする

水溶性ビタミン

水に溶けやすく、熱に弱いため、調理に工夫が必要です。野菜の場合、洗い方や加熱のし過ぎに注意しましょう。

ビタミンB_{12}

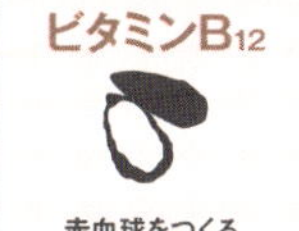

赤血球をつくる

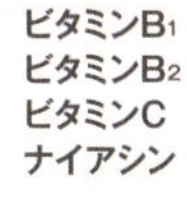

ビタミンB_1
ビタミンB_2
ビタミンC
ナイアシン

パントテン酸

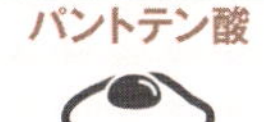

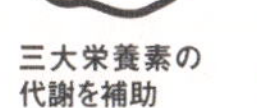

三大栄養素の代謝を補助

ビタミンB_6

たんぱく質を分解・再合成

ビオチン

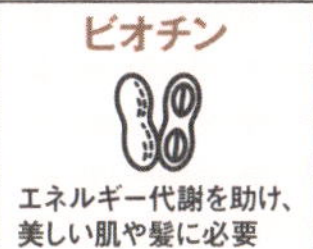

エネルギー代謝を助け、美しい肌や髪に必要

葉酸

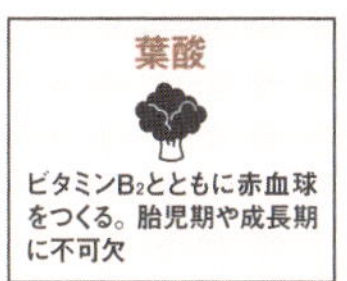

ビタミンB_2とともに赤血球をつくる。胎児期や成長期に不可欠

三大栄養とビタミンはお互いが必要不可欠

糖類・脂質・たんぱく質の三大栄養素はビタミン群の協力があるからこそ、実力を発揮します。ここでは組み合わせの一部と働きを紹介します。

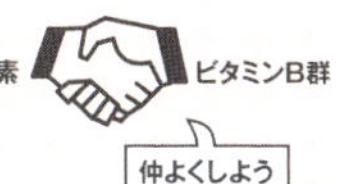

炭水化物（糖質）＋ビタミンB_1＝糖質をエネルギーに変える

脂質＋ビタミンB_2＝脂質を燃焼させてエネルギーに変え、皮膚や髪、爪、粘膜づくりをサポート

たんぱく質＋ビタミンB_6＝たんぱく質を分解しエネルギーに変わる過程をサポート

アルコール＋ナイアシン＝アルコールを分解し無毒化する

脂質＋ビタミンA＝ビタミンAを体にスムーズに吸収されやすくする

緑黄色野菜の栄養は油料理で吸収率アップ

目と粘膜に作用する「ビタミンA」

うなぎやレバーなどの動物性食品に含まれる「レチノール」や、緑黄色野菜に含まれる「β-カロテン」（体内でレチノールへと変換される）から摂取できる「ビタミンA」。油に溶けやすい「脂溶性ビタミン」のひとつで、**生でそのまま食べるよりも、油と一緒にとったほうが吸収率が高くなることがわかっています**。皮膚や粘膜の細胞を保護する働きや、優れた抗酸化作用もある大事な栄養素ですから、油の助けを借りて、効率のよい摂取に努めましょう。

ビタミンAの不足は体に深刻なダメージを与えます。欠乏症としてよく知られているのが「夜盲症（鳥目）」です。ビタミンAが不足すると、光を感じるために必要な網膜の色素「ロドプシン」を十分につくれなくなり、暗いところで目が見えにくくなってしまうのです。栄養状態の悪い国では、ビタミンAの欠乏が乳幼児の失明を引き起こす要因にもなっています。

ビタミンAはとり過ぎもまたいけません。特に妊娠初期の過剰摂取は、胎児の奇形や流産のリスクを高めるという報告があります。また、一度に大量にとると、頭痛や吐き気といったレチノールによる中毒症状が現れることも。通常の食事なら少しくらい多くとっても問題になりませんが、複数のビタミン剤やサプリメントを利用している場合には注意が必要です。

ビタミンAってどんなもの？

免疫力を高めて、風邪を引きづらくしたり、鼻やのど、肺などの粘膜の材料になり体へのウイルスの侵入を防ぎます。また、「目のビタミン」といわれるほど目に重要なビタミンでもあります。

油と好相性の特質を活かして調理

ビタミンAは脂溶性ビタミンなので、熱に強く油に溶けやすいです。この性質を利用して、調理すれば、効率よくビタミンAを摂取できます。

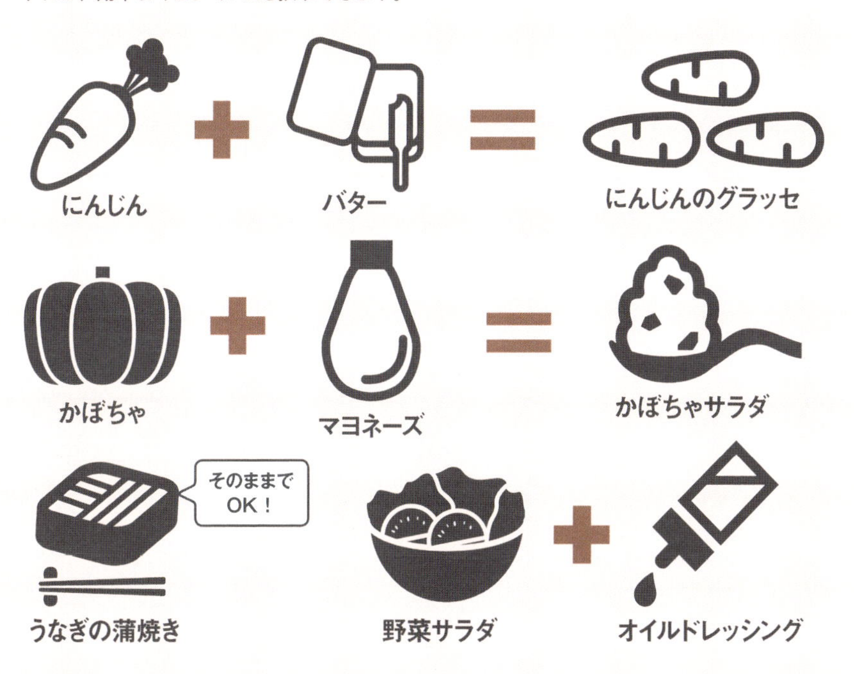

ナッツやアボカドは最高の若返り食材

細胞を老化から守る「ビタミンE」

人間の細胞を酸化させ、老化を促進する「活性酸素」から体を守り、病気や老化を防ぐ力を「抗酸化作用」といいます（P.56参照）。そして**ビタミンのなかでも、特に優れた抗酸化作用を持っているのが「ビタミンE」**です。

活性酸素により細胞が攻撃を受けると細胞膜の脂質が酸化して、肌のシミやしわが増えたり、悪玉コレステロールによる動脈硬化が悪化したりと、体の老化が進んでしまいます。そんなとき、心筋や肝臓、副腎などに存在するビタミンEが、酸化ストレスから細胞を守り、老化の進行を防ぐ働きをしてくれるのです。

また、**別名「若返りビタミン」とも呼ばれているビタミンE**。女性ホルモンの生成を助ける働きもあり、**生理痛や生理不順など、女性特有のトラブルの改善**に効果的なのです。さらに、毛細血管を広げて血行を促進する作用もあるため、**肩こりや冷え性が改善**に向かうなど、体の内と外から若々しさを引き出してくれるのです。

ビタミンEはナッツやアボカド、オリーブオイルなどに多く含まれており、おやつやサラダで手軽にとることができます。油と一緒にとるとさらに吸収率がアップ。ただし、エネルギーが高い食材が多いので、とり過ぎに注意。また、サプリメントでの大量摂取は、出血のリスクを上げるおそれがあるので避けましょう。

ビタミンEの抗酸化作用で血液サラサラ

ビタミンEは老化の原因「活性酸素」の攻撃から細胞膜を守ってくれる頼もしいビタミン。このことから、「若返りビタミン」とも呼ばれ特に女性に嬉しい栄養素。

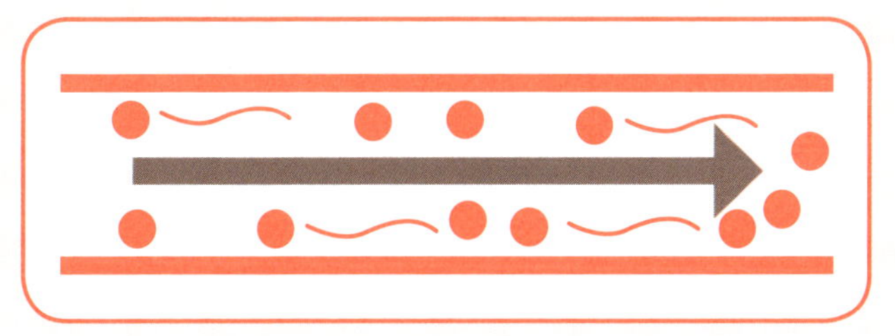

過酸化脂質を減らし、血液の流れをスムーズにします。

ビタミンEが豊富な食材

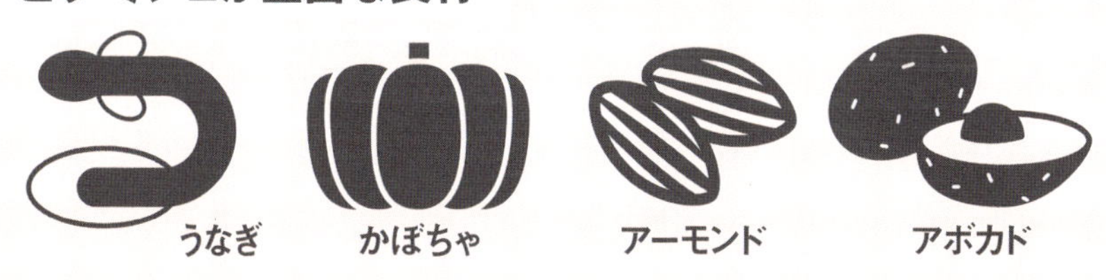

女性に嬉しいことばかりのビタミンE

ビタミンE
女性ホルモンの生成を助ける
シミ予防
生理痛の改善
冷え性改善
髪・肌を艶やかに
ほかにも女性に嬉しい効能がたくさん!

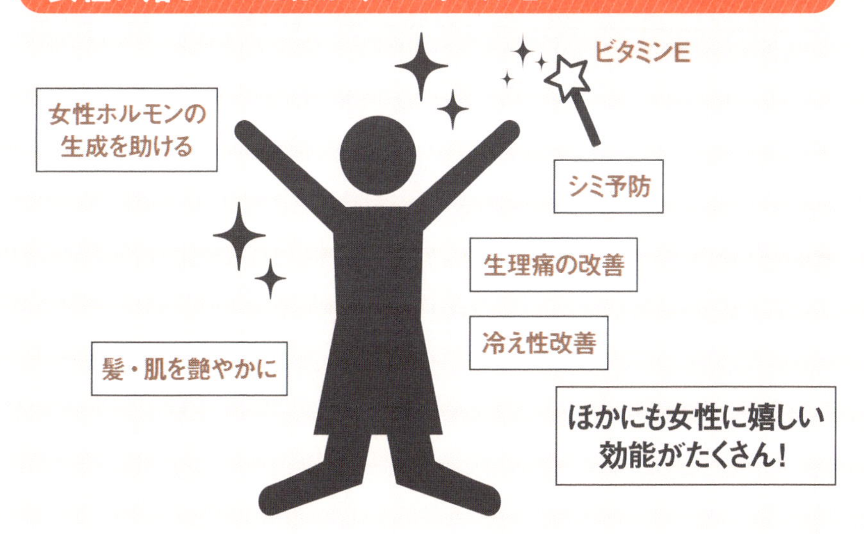

糖質をエネルギーに変えて消費するビタミンとは？

糖質の代謝を助ける「ビタミンB_1」

炭水化物に含まれる「糖質」は、そのままではエネルギーとして使うことができません。**糖質は小腸で「ブドウ糖」に分解されることで、エネルギー源として使われるようになります。**このとき、**酵素に働きかけてブドウ糖からエネルギーを産生する手助けするのが「ビタミンB_1」**です。ビタミンB_1がなければ、糖質からエネルギーを生み出すことはできません。糖質の多い米を食べる日本人にとって、ビタミンB_1はお世話になる機会の多い身近なビタミンといえます。

また、ビタミンB_1が不足すると、糖質の代謝がスムーズに行われなくなります。特にブドウ糖以外のエネルギーを利用できない脳にとっては大ダメージ。脳がエネルギー不足に陥ってしまい、集中力や記憶力の低下、イライラなどをまねきます。また、多量飲酒などによりビタミンB_1不足が慢性化すると、かつての国民病でもあった「脚気」を発症するおそれも。食事からの摂取を怠らないようにしましょう。

ビタミンB_1は水に溶けやすく、アルカリで分解される特徴があります。そのため、ビタミンB_1を効率よく摂取するには、味噌汁やスープにして溶け出した成分ごといただきましょう。さらに、油脂にはビタミンB_1の消費を節約する働きがあるため、炒め物などの油料理もおすすめです。

糖質とビタミンB1が合わさってエネルギーになる

体に取り込まれた糖質をビタミンB1がエネルギーに変えてくれます。糖質をよく使う脳への影響も大きく、頭の回転を速くする働きもあります。また、甘いものやお酒など糖質を多く摂取する人は、ビタミンB1も多く摂取しないと、余った糖質が脂肪となって蓄積されてしまうので、要注意。さらに、ビタミンB1が不足すると糖質がうまくエネルギーに変わらないため、イライラやストレスを感じたり、疲れやすくなってしまいます。

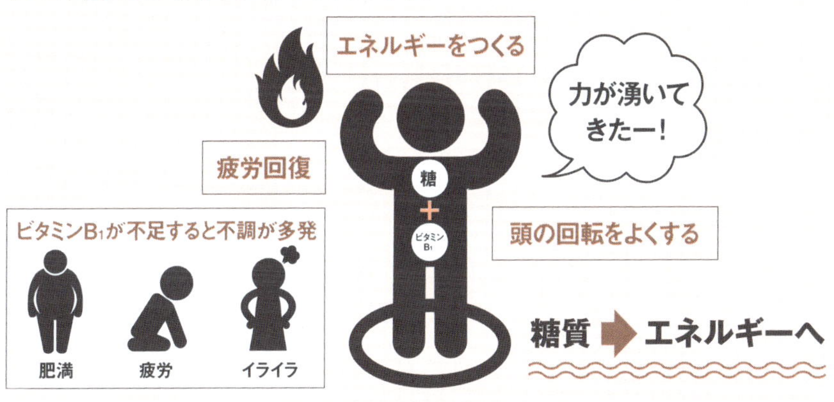

エネルギーをつくる
力が湧いてきたー！
疲労回復
糖
ビタミンB1
頭の回転をよくする
ビタミンB1が不足すると不調が多発
肥満
疲労
イライラ
糖質
エネルギーへ

糖質とビタミンB1の食事例

豚肉（ビタミンB1）
にんにく（アリシン）
ごはん（糖質）

鮭（ビタミンB1）
ごはん（糖質）

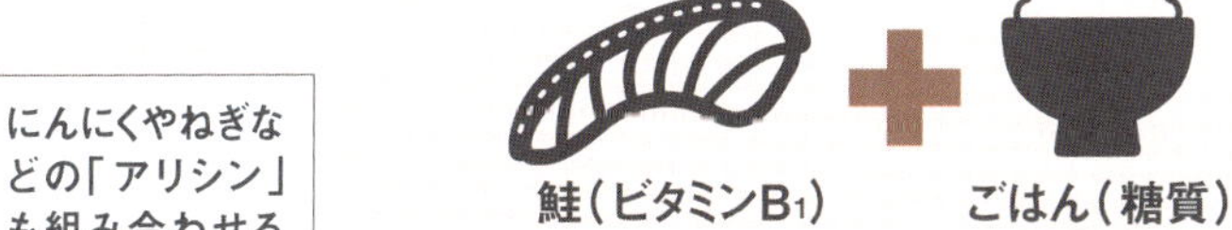

にんにくやねぎなどの「アリシン」も組み合わせると、さらにエネルギー効率がUP

ビール（糖質）＋カシューナッツ（ビタミンB1）　うなぎ（ビタミンB1）＋ごはん（糖質）

レバーや牛乳がダイエットと美肌に効く

脂肪の燃焼を助ける「ビタミンB_2」

ビタミンB_1が糖質の代謝を助けるビタミンなら、「ビタミンB_2」は主に脂質の代謝をサポートするビタミンといえます。

細胞がつくられるときに材料になるのが脂質です。ビタミンB_2には、脂質を使って細胞の生まれ変わりや成長を促す働きがあります。また、脂質を燃焼させてエネルギーに変える際にもビタミンB_2が手助けをします。つまり**ビタミンB_2を多くとることで、より脂肪が使われやすい体になる**というわけです。

ビタミンB_2は細胞の再生に関わることから、子どもの健全な成長に欠かすことができません。また、粘膜や皮膚、髪の毛や爪の新陳代謝を促す役割もあります。そのため**不足すると、子どもや胎児の発育不良、肌荒れや口内炎、口角炎などのトラブルにつながります。**

ビタミンB_2はレバーや魚、牛乳などの動物性食品に多く含まれています。熱には比較的強いので、火を通す料理にも向いていますが、**水溶性ビタミンなので、溶け出した煮汁ごと食べられる工夫が必要です。**

また、ビタミンB_2はお酒を飲むときにもおすすめ。アルコールには脂質の分解を妨げる作用があるため、ビタミンB_2の豊富なアーモンドをおつまみに選ぶことで、より脂質が代謝されやすくなります。

脂質の代謝に不可欠

三大栄養素が、スムーズにエネルギーに変わるときに働くビタミンB2は、エネルギーをたくさん消費するような激しいスポーツをする人には特に摂取してほしいビタミンです。体に蓄積されることができないので、毎日摂取しましょう。

ビタミンB2を多く含む食品

MILK
イワシやサバ、ブリ
牛乳
うなぎ
イクラ
卵
納豆
レバー
アーモンド

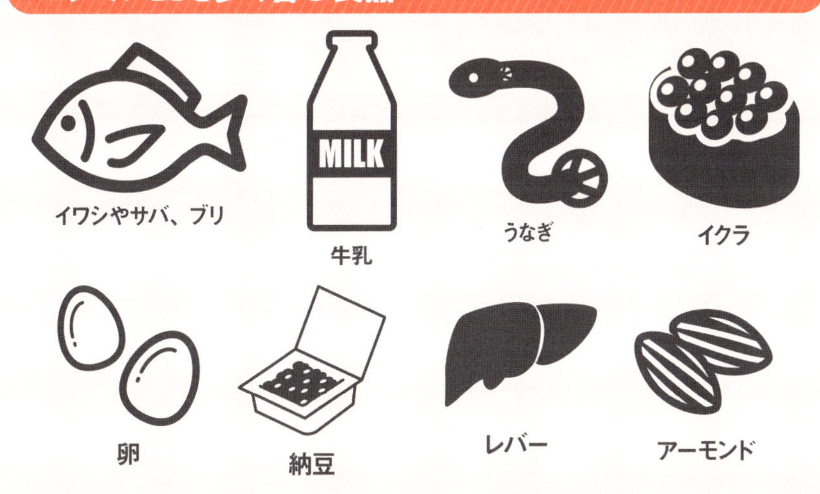

子どもの発育に重要な役割

成長期の子どもに欠かすことができない栄養素で、「成長ビタミン」とも呼ばれています。不足すると、身長の伸びや、体重の増加に支障が生じることがあります。

カツオのたたきで二日酔いにならない!?

アルコールを分解する「ナイアシン」

「ナイアシン」はビタミンB群の仲間で、別名「ビタミンB3」とも呼ばれる栄養素です。

ナイアシンは三大栄養素がエネルギーに変わるときに必要とされます。ナイアシンは体内に入ると「NAD（ニコチンアミド・アデニン・ジヌクレオチド）」という酵素に変わり、**糖質、脂質、たんぱく質のエネルギー代謝をサポートします**。また、NADには別の重要な働きがあります。それは、**体内に入ったアルコールを分解して「アセトアルデヒド」に変え、さらにこれを無毒化すること**。アセトアルデヒドが残っていると、頭痛や吐き気など、つらい二日酔いの原因になります。ですから、お酒を飲むときはナイアシンを含む食品を一緒にとり、NADを活性化させ、アセトアルデヒドの解毒を促進させることが、二日酔い対策に有効なのです。

ナイアシンはカツオやたらこ、鶏肉やレバーなどの食品から摂取できます。また、ナイアシンは必須アミノ酸のひとつである「トリプトファン」から体内で合成されるため、通常の食生活であれば欠乏症になる心配はまずありません。しかし、**長期間の大量飲酒などにより慢性的なナイアシン不足が続くと、「ペラグラ」という皮膚炎を引き起こすことがあります**。ナイアシンは皮膚や粘膜の再生にも関わっているため、十分な摂取を心がけましょう。

アルコールの分解にはナイアシン

お酒好きには欠かせないビタミンB群の仲間、「ナイアシン」。お酒に含まれるアルコールを分解します。また、二日酔いのつらさもやわらげてくれる、とても頼もしい存在です。

分解
飲みすぎたぁ…
二日酔いにも
効く!!
ナイアシン

元気
復活!!

ナイアシンを多く含む食材

カツオやマグロ
ピーナッツ
レバー
たらこ
まいたけ

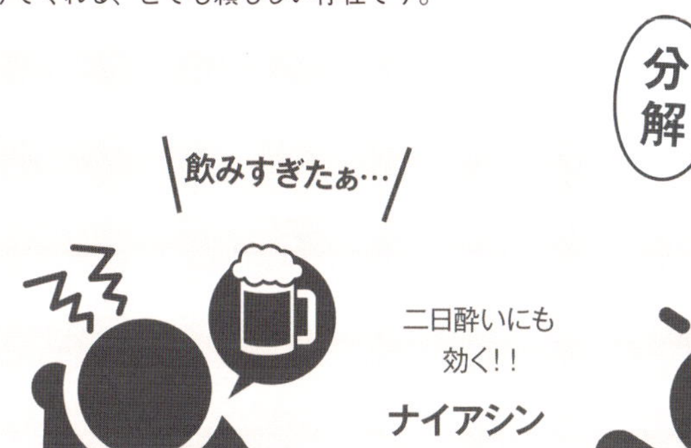

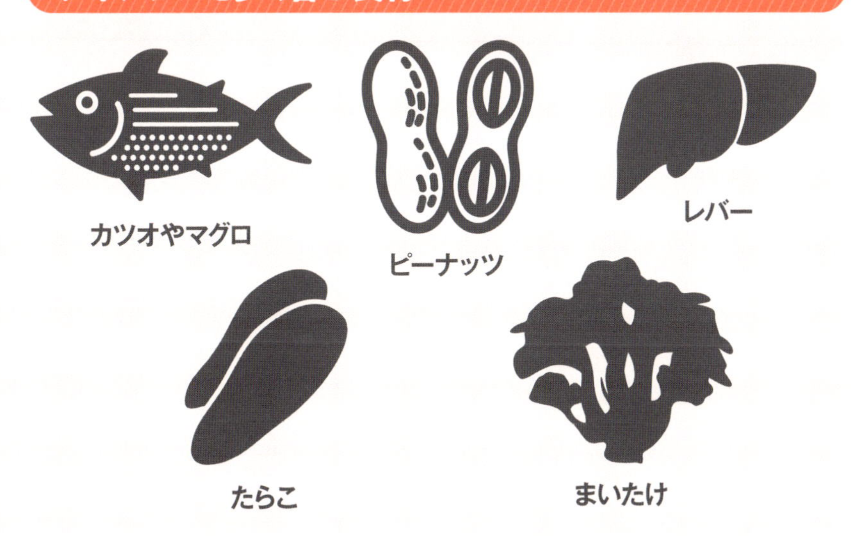

レモンはビタミンCの王様ではない！

野菜にも豊富で旬はさらにアップ

ビタミンCには、血管や筋肉、骨、皮膚などの組織をつなぐコラーゲンを生成したり、鉄の吸収を助けたり、細胞の老化をまねく活性酸素を除去したりと、実に幅広く重要な働きがあります。私たちの健康や美容に欠かすことのできない栄養素のため、普段から積極的にとるよう心がけたいものです。しかし、**人は体内でビタミンCをつくり出すことができません**。過剰にとっても蓄えられず排出されてしまうため、**食事からこまめに摂取する以外にないのです**。

ビタミンCの多い食べ物として真っ先にイメージされるのがレモンですね。たしかにレモンにもビタミンCは含まれていますが、それ以上に効率よく摂取できる食べ物はたくさんあります。含有量でいえばトップクラスは赤パプリカ、ブロッコリーと、ビタミンCは野菜に多く含まれているのです。ただし、ビタミンCには水に溶けやすく、熱によって壊れやすいという欠点があります。**火を通す際には、茹でるよりもレンジで蒸したり、油でサッと炒めたりと、ビタミンCが失われないよう調理に工夫が必要です**。

また、野菜も果物も、旬の時期の栄養価が最も高くなります。果物でビタミンCの含有量が多いキウイの場合、国産品の旬は冬。それぞれの旬をとらえて、食事に活かしましょう。

食品によってビタミンの含有量に差がある

ビタミンの多い食品

赤パプリカやブロッコリーのほか、柑橘類にビタミンCが多い傾向がありますが、柿にもビタミンCの含有量が多いうえ、タンニンやβ-クリプトキサンチンなど抗酸化力をもつ成分も豊富。風邪予防や美肌効果、がんの抑制効果まで期待できます。

ビタミンCが比較的少ないフルーツ

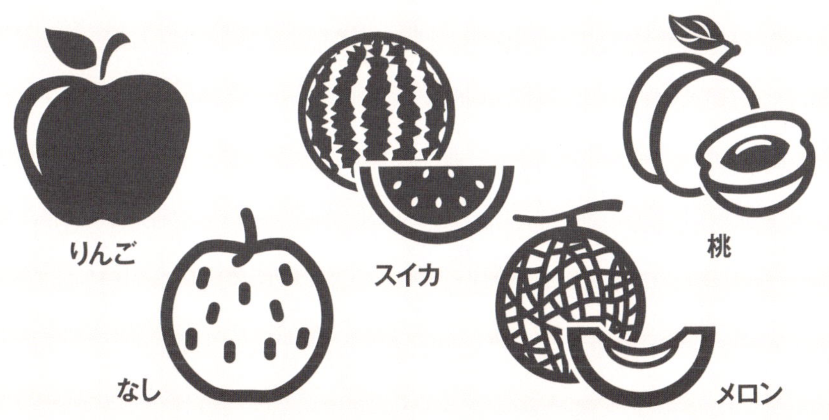

りんごのビタミンC含有量が少ないのは意外ですが、りんごに含まれるポリフェノールは抗酸化作用があり、体に溜まった活性酸素を除去してくれます。また、果肉に含まれる食物繊維のペクチンは腸の善玉菌を増やしてくれます。

がんを遠ざけるビタミン界の〝エース〟

3つのビタミンの相乗効果

ビタミンAとビタミンE、そしてビタミンCは、それぞれ単独でも優れた抗酸化作用を備えていますが、3つを一緒にとることで、さらに高い抗酸化力が発揮されることがわかっています。合わせて「ACE＝エース」と読めることから、最強のビタミンを意味する「ビタミンエース」として期待されています。

活性酸素がもたらす老化現象のうち、最も恐ろしいもののひとつが「がん」でしょう。がんは遺伝子が傷つき、異常な細胞が増殖する病気です。喫煙や過度の飲酒、ストレスなど遺伝子の傷つく原因はたくさんありますが、活性酸素もそのひとつ。活性酸素の攻撃によって遺伝子が壊れ、正常な細胞ががん化してしまうのです。

そこで期待されるのがビタミンACEの強力な抗酸化作用です。**ビタミンACEを一緒にとることで、それぞれのビタミンが単独で持っている、「活性酸素の発生を抑える作用」「酸化させる能力を弱める作用」「活性酸素により傷ついた遺伝子を修復する作用」などが連携して働き、がんの発生と進行を抑え込む**のです。

緑黄色野菜や果物、肉や魚、ナッツなど色々な種類の食材を、油を使った色々な調理法でとっていれば、ビタミンACEは自ずと摂取できるはずです。バランスよく食べることの大切さが、このことからもよくわかります。

ビタミンA、C、Eを一緒にとると美肌効果が倍増!!

ビタミンA、C、Eそれぞれ老化防止や美肌効果のある優れた栄養素ですが、単独よりも3つ合わさることによって、そのパワーが倍増するというから、一緒にとるしかありません。ビタミンCは、ビタミンEは活性酸素を取り除くことを助けたり、それぞれ助け合ってお互いの吸収力を高めます。

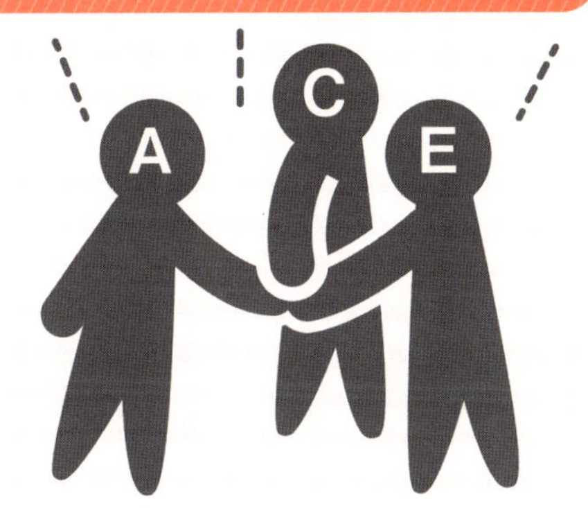

3つ合わさるとパワーアップ!

ビタミンA、C、Eを全て含むすごい野菜

なんと、この嬉しい組み合わせが、ひとつの食材で全て含まれるという野菜があります。それは、ピーマン、かぼちゃ、ブロッコリーと菜の花です。これらは、水溶性のビタミンCが溶け出さない蒸し調理がおすすめ。また、脂溶性ビタミンのビタミンA、Cも含むので、オリーブオイルやマヨネーズで食べましょう!

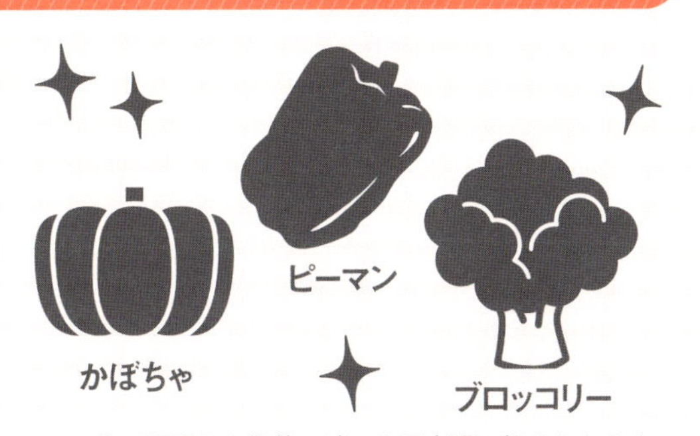

蒸し調理なら栄養の減りも最小限に抑えられます。

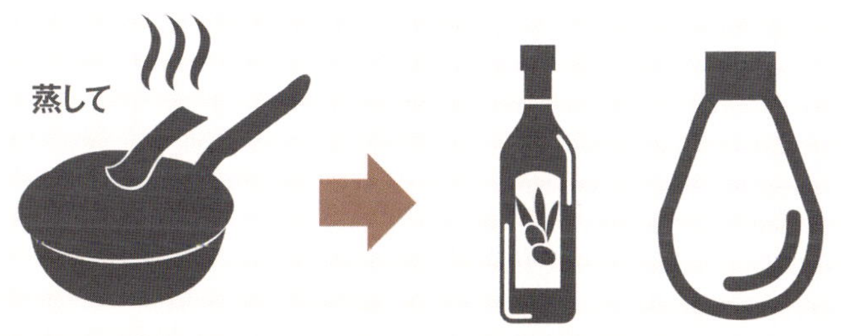

脂溶性ビタミンを無駄なく摂取できるオイルと一緒に食べましょう。

ミネラルってどんな栄養素？

ほかの栄養素を助け、体の材料にも

「ミネラル（無機質）」は、私たちの体内に存在する鉱物のこと。五大栄養素のひとつに数えられ、体の機能の恒常性や健康維持のために働く、とても重要な栄養素です。

人の体は約95％が炭素、窒素、水素、酸素の四元素で、そして残りの約5％がミネラルによって構成されています。

ミネラルにはビタミンと同様に、**ほかの栄養素がスムーズに働けるようサポートしたり、体内の器官や組織が正常に機能するよう調整したりといった役割があります。**例えば「ナトリウム」や「カリウム」には体内の水分量を整える役割が、「クロム」にはインスリンの分泌を助け、血糖値を下げる働きがあります。

また、骨や歯をつくる「カルシウム」「マグネシウム」「リン」のように、体を構成する材料として使われるミネラルもあります。

私たちの体に必要とされる「必須ミネラル」は、現在16種類あることがわかっています。このうち必要量が多い7種類を「多量ミネラル」、少ない9種類を「微量ミネラル」として分類し、さらにこのなかの13種類については、摂取量の基準が示されています。**ミネラルは体内で合成できないため、これらの基準を目安に食事から過不足なくとることが大切。**多過ぎても少な過ぎても、体調に影響が現れます。

わずかな量でも、大きな働きをする「ミネラル」

ミネラルは五大栄養素のうちのひとつで、人体に存在する元素のうちの4%を構成しています。たった4%ですが、体を正常に機能させるためには欠かすことができません。そのミネラルのなかでも必ず摂取するべきミネラルを「必須ミネラル」と呼んでおり現在は16種類あります。「必須ミネラル」は摂取するべき量によってさらに大きく2つに分かれています。

多量ミネラル

比較的必要量の多いミネラル

ナトリウム　カリウム

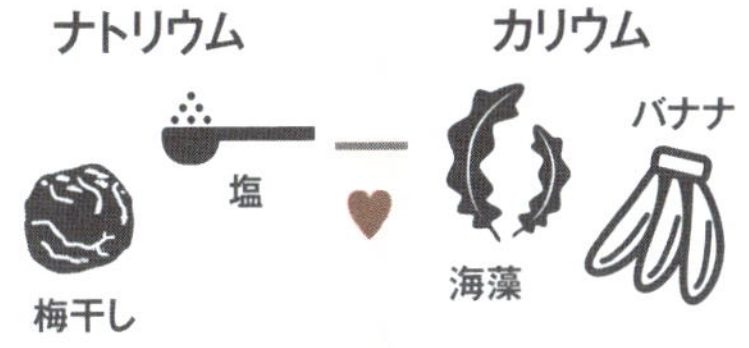

体の水分量を調整

カルシウム　リン

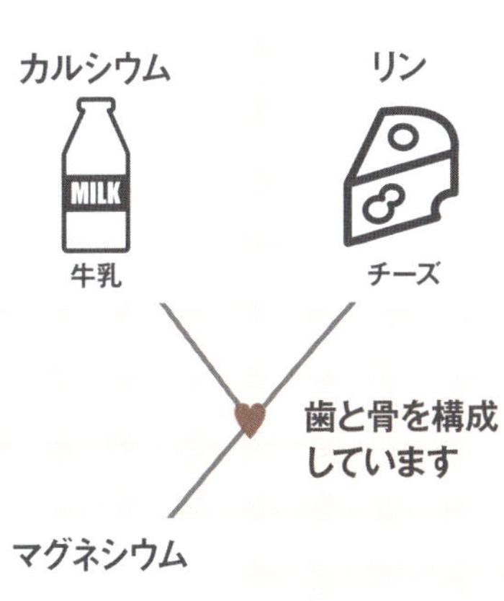

歯と骨を構成しています

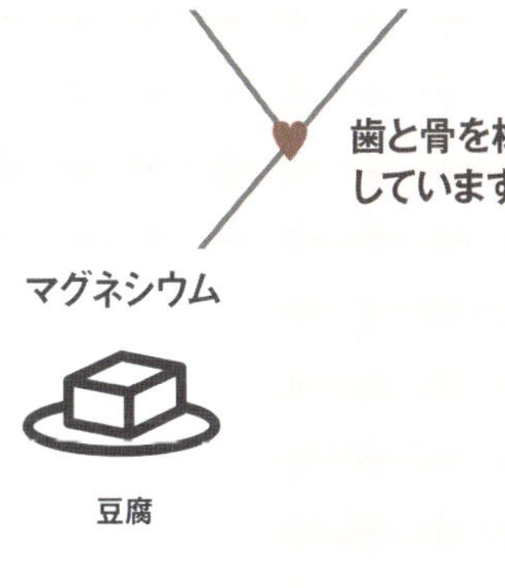

マグネシウム

豆腐

微量ミネラル

比較的必要量の少ないミネラル

鉄　銅

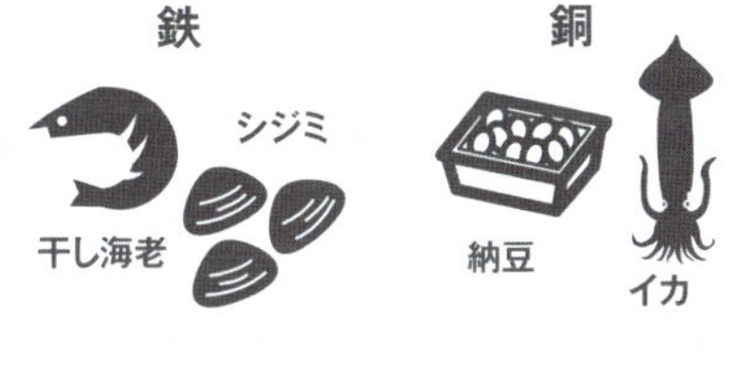

亜鉛

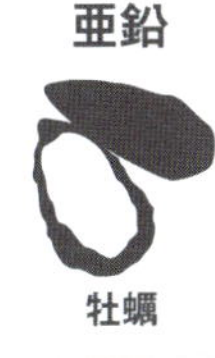

牡蠣

マンガン

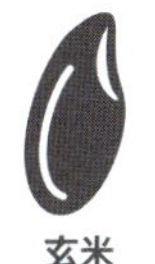

玄米

クロム

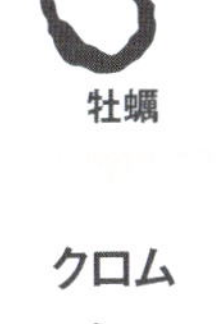
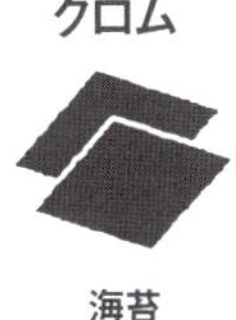

海苔

セレン

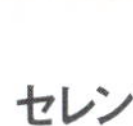

ひじき

モリブデン

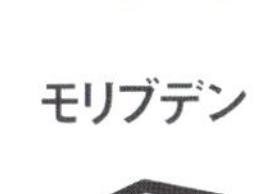
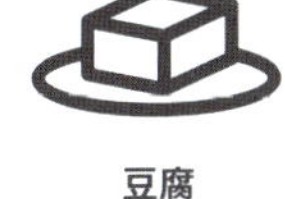

豆腐

ヨウ素

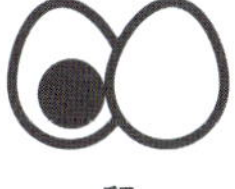

卵

毎日15分の日光浴が骨と歯を強くする

「カルシウム」はビタミンDと一緒に

「カルシウム」は「マグネシウム」や「リン」とともに、骨と歯をつくり、丈夫に育てるミネラルです。人の体内ではカルシウムの99%が骨と歯に貯蔵され、残り1%は血液や細胞の中に存在し、心臓をはじめ全身の筋肉を正常に収縮させるとても重要な働きをしています。

このため、血液中のカルシウムが不足すると、骨や歯に貯蔵されているカルシウムが溶け出し、不足分を補う仕組みになっています。

牛乳やチーズ、小魚や海藻類、大豆製品、青菜類などに豊富なカルシウムですが、**そのままでは体への吸収があまりよくありません。そのため、カルシウムの吸収を助ける働きをする「ビタミンD」と一緒にとることをおすすめします。**

ビタミンDはきのこ類や魚などからもとれますが、15分間の日光浴により体内で合成することも可能です。

カルシウムは緊張やイライラをやわらげる作用もある実に多機能なミネラルですが、だからといって過剰摂取は禁物。高カルシウム血症による便秘や吐き気、尿路結石や急性腎不全などを引き起こすおそれがあります。食事からのとり過ぎは心配ありませんが、カルシウムのサプリとビタミンDのサプリを一緒に摂取するような場合、知らず知らずのうちに過剰摂取になっていることもあるので要注意です。

カルシウムで骨を丈夫に保つコツ

ミネラルのひとつであるカルシウムはビタミンDと一緒にとることによって体への吸収率がアップし、血中のカルシウムバランスを整えてくれます。また日光浴は、皮下でビタミンDがつくられるので、強い骨になるといわれています。ビタミンKもカルシウムを骨と結びつける重要な役割があるので合わせてとりたい栄養素です。

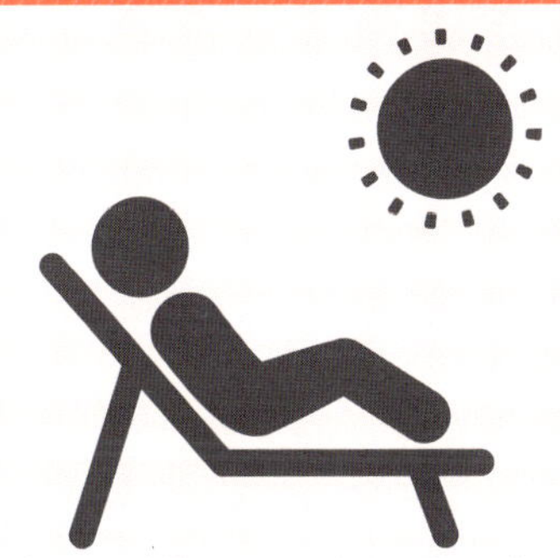

無理に時間をつくらなくても10時～15時くらいの間に5～15分ほど日差しを浴びられればOK。

骨を強くするおすすめの組み合わせ

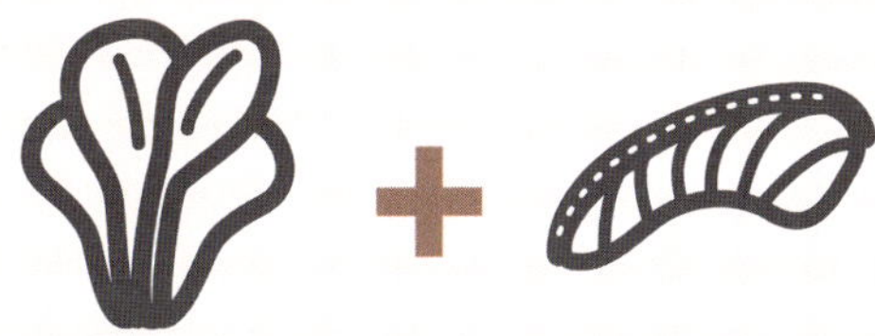

小松菜（カルシウム）　鮭（ビタミンD）

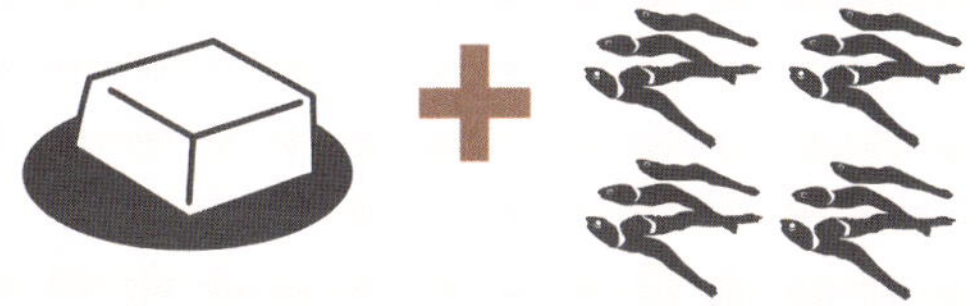

豆腐（カルシウム）　しらす干し（ビタミンD）

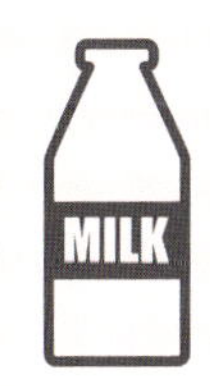

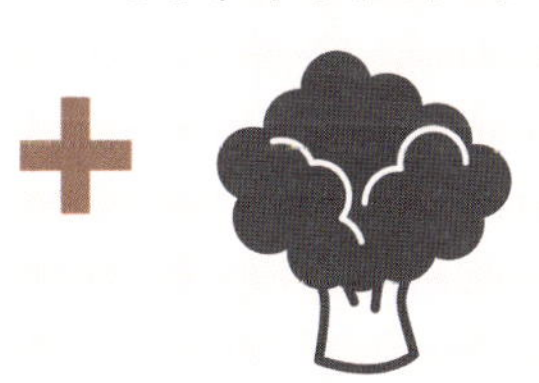

牛乳（カルシウム）　ブロッコリー（ビタミンK）

鮭のクリーム煮

これらの食材が一度にとれる鮭のクリーム煮もおすすめ。

そのめまいやだるさは酸素の〝運び屋〟が足りないせい？

酸素を運ぶ赤血球の材料となる「鉄」

私たちの体内には平均して4g前後の「鉄」があり、そのうちの約65％が「赤血球」の主成分である「ヘモグロビン」の材料として使われています。ヘモグロビンの中の鉄が肺から取り込まれた酸素と結びつき、血管を通って全身の細胞へと運ばれるようになっているのです。

赤血球は骨髄で生まれ、寿命を迎えると肝臓や脾臓で破壊されます。このときも鉄は排出されることなく、再びヘモグロビンの材料として利用されます。ですから、体内に十分な鉄が蓄えられている人であれば、鉄不足についてそれほど心配する必要はありません。しかし、**妊娠中や授乳中、月経のある女性、体内の貯蔵鉄がまだ少ない子どもは、積極的な摂取が望まれます**。鉄が不足するとヘモグロビンの数が減り、酸素が十分に供給されなくなります。それにより、めまいや動悸、倦怠感といった「鉄欠乏性貧血」特有の症状が現れてくるのです。

鉄には体に吸収されやすい「ヘム鉄」と、吸収されにくい「非ヘム鉄」があります。「ヘム鉄」は赤身の肉やレバー、貝類などの動物性食品に、「非ヘム鉄」は大豆やほうれん草などの植物性食品に多く含まれています。非ヘム鉄をとる場合は、鉄の吸収をよくする働きのある「ビタミンC」を一緒にとるなどの工夫をすると、吸収率を高めることができます。

赤血球を構成するミネラル「鉄」

鉄は、血液中の大半を占める赤血球の中のヘモグロビンになるミネラル。赤血球は全身に酸素を運ぶ生命維持に重要な役割を果たします。特に女性は妊娠、授乳時や生理時にたくさんの鉄を使うので、注意してとりたい栄養素です。

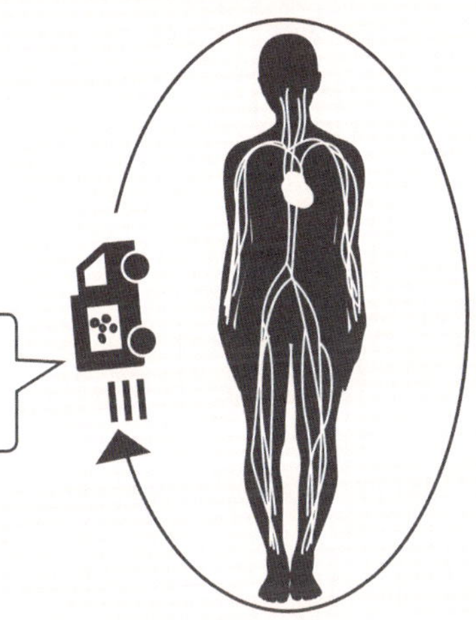

「鉄」と好相性な「ビタミンC」

鉄は動物性と植物性に分けられます。動物性の「ヘム鉄」はそのまま吸収できますが、植物性の「非ヘム鉄」は、ビタミンCと一緒でないと吸収しにくい性質があります。組み合わせを覚えて効率よく摂取しましょう。
※ヘム鉄もビタミンCで吸収率がアップします。

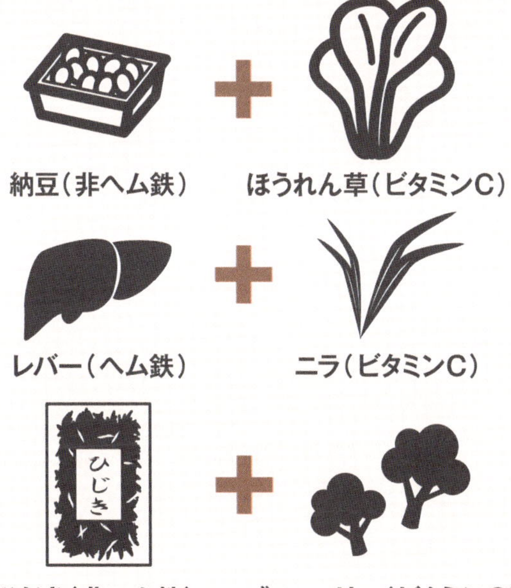

監修

牧野 直子（まきの なおこ）

管理栄養士、料理研究家、ダイエットコーディネーター。「スタジオ食」代表。女子栄養大学卒業。大学在学中より栄養指導や教育活動に携わる。雑誌、テレビ、料理教室、講演のほか、保健センター、小児科での栄養相談も行う。おいしくて元気になる料理、健康的なダイエットを提案。『5分スープ わたしの心と体を助けるレシピ』（SBクリエイティブ）、『カット野菜でラクしてやせる』（主婦の友社）、『子どもがダイエットに一生悩まなくなる食事法』（KADOKAWA）など著書、監修本多数。

【参考文献】

『世界一やさしい! 栄養素図鑑』牧野直子（監修）・新星出版社／『キャラで図解!栄養素じてん』牧野直子（監修）・新星出版社／『子どもに効く栄養学』中村丁次（監修）, 牧野直子（監修）・日本文芸社／『子どもがダイエットに一生悩まなくなる食事法』牧野直子（著者）・KADOKAWA ／『料理と栄養の科学』渋川祥子（監修）,牧野直子（監修）・新星出版社／『マンガでわかる 栄養学』足立 香代子（監修）・池田書店／『痩せグセの法則』工藤孝文（著者）・エイ出版社／『たった7秒で座るだけダイエット』工藤孝文（著者）・晋遊舎／『その調理、9割の栄養捨ててます!』東京慈恵会医科大学附属病院 栄養部（監修）・世界文化社

BOOK STAFF
編集　今井綾子　堀内洋子　森田有紀（オフィスアビ）
編集協力　高野 愛
装丁・デザイン　株式会社エストール

眠れなくなるほど面白い 図解 栄養素の話

2019年 8 月10日　第 1 刷発行
2023年12月 1 日　第10刷発行

監修者　牧野 直子
発行者　吉田 芳史
印刷・製本所　株式会社光邦
発行所　株式会社日本文芸社
〒100-0003
東京都千代田区一ツ橋1-1-1 パレスサイドビル8F
TEL 03-5224-6460（代表）

URL　https://www.nihonbungeisha.co.jp/

Printed in Japan　112190723-112231124Ⓝ10　(300020)
ISBN 978-4-537-21713-1

編集担当：上原